Le défi des compétences

Comprendre et mettre en œuvre la réforme des études infirmières

Chez le même éditeur

Collection « Les Essentiels en IFSI »

Biologie fondamentale – Cycles de la vie et grandes fonctions, par C. Siebert et al. (à paraître)

Processus traumatiques, par K. Le Neurès (à paraître)

Législation – Éthique – Déontologie, par G. Decroix et C. Robert (à paraître)

Pharmacologie et thérapeutique, par P. Hallouët et al. (à paraître)

Raisonnement, démarche clinique et projet de soins, par K. Le Neurès et C. Siebert (à paraître)

Soins d'urgence, par H. Piquet et C. Siebert (à paraître)

Soins infirmiers et gestion des risques – Infectiologie et hygiène, par C. Siebert et al. (à paraître)

Le défi des compétences

Comprendre et mettre en œuvre la réforme des études infirmières

Marie-Ange Coudray

Catherine Gay

ELSEVIER
MASSON

ISBN : 978-2-294-70716-2

ELEVIER MASSON S.A.S. — 62, rue Camille Desmoulins, 92442 Issy-les-Moulineaux Cedex

Préface

Les métiers de la santé sont en profonde mutation, par leur nombre, par leur mission et par la place que les uns doivent occuper par rapport aux autres. Cette période de mutation succède à une trop longue période au cours de laquelle ces métiers ont été figés.

Elle est liée à plusieurs facteurs dont les principaux sont, à mon sens, la réflexion sur l'organisation de l'offre de soin dans un contexte de baisse annoncée du nombre de médecins et plus encore d'une diminution du temps médical, le souhait légitime que les professions paramédicales ont de voir leur métier évoluer dans le domaine du soin, la volonté des acteurs de santé de mieux collaborer entre eux et avec les médecins, l'adhésion de notre pays au processus de Bologne avec l'intégration des formations dans le cadre du LMD.

La profession d'infirmier(e) qui est quantitativement la plus importante a massivement souhaité s'inscrire dans ces perspectives d'évolution.

Ainsi s'est-elle attachée à définir les compétences à acquérir pour faire évoluer le métier et la formation nécessaire pour les acquérir dans un cadre rénové, celui du LMD.

Au-delà du métier de référence reconnu au niveau licence, ce sont de nouveaux métiers à un niveau de formation Master qu'il faut faire émerger.

Par ailleurs quelques acteurs devront construire une filière d'enseignement et de recherche au travers du doctorat.

Si des programmes de recherche pourront légitimement concerner les soins infirmiers, il faudra être attentif à ne pas confiner les doctorants issus de la filière infirmière à ces seuls thèmes de recherche. La recherche en sciences du vivant doit s'enrichir, en effet, de multiples compétences et la filière de formation en soins infirmiers sera une ressource utile.

Gageons que ces évolutions annoncées seront de nature à susciter des vocations pour le métier d'infirmier(e) et à permettre à ceux, qui aujourd'hui manifestent une volonté de le quitter, d'avoir des nouvelles perspectives de carrière.

Yvon BERLAND
Président de l'Observatoire
de la Démographie des Professions de Santé
Président de l'Université de la Méditerranée
Aix-Marseille II
Président de la commission santé
de la Conférence des Présidents d'Université

Remerciements

Nous remercions les personnes qui ont travaillé à l'élaboration des référentiels métiers, compétences et formation en vue de la réforme du diplôme d'Etat d'infirmier. Nous ne pouvons les nommer toutes ici, qu'elles sachent qu'à partir des nombreux échanges et de leurs réflexions une manière nouvelle d'écrire l'histoire professionnelle émerge. Elle se poursuivra.

Nous tenons à citer : Mercédès Chaboissier, Martine Fontaine, Joëlle Kozlowski, Dominique Monguillon, Thérèse Psiuk, Nicole Rouch-Garcia, Mireille Tissier, Marie-Thérèse Weber, Anne- Marie Balgairies, Béatrice Bouchaillou, Michèle Charles, Marylène Coutineau, Jean-Yves Daviaud, Gérard Dubruq, Béatrice Gaultier, Laurence Guillou, Nadège Liazid, Leila Moumou, Annick Perrin-Niquet, Nicole Peruez, Annick Picard, Marie-Thérèse Planel, Marie-Claude Ripert, Geneviève Roberton, Frédéric Rufin, Chantal Seuret, Michèle Tortonèse, Annick Touba, Françoise Vaisse, Hélène Vigneau, Pierre-Benjamin Gracia.

Nous remercions également tous ceux qui nous ont apporté leur précieux soutien pour la rédaction de l'ouvrage, en particulier Emile et Florence.

Table des matières

I La formation infirmière au cœur d'un contexte en mutation

II L'élaboration d'une nouvelle formation pour répondre à de nouveaux besoins

III Guide pratique de mise en œuvre d'une approche compétences dans la formation

I La formation infirmière au cœur d'un contexte en mutation

Cette partie présente l'ensemble des évolutions ayant un impact sur le métier et la formation infirmière.

En effet, la rénovation actuelle du diplôme se situe dans une période de mutation : les besoins de santé évoluent, les frontières professionnelles bougent et de nouvelles compétences sont requises pour les infirmiers. En parallèle, les diplômes et les certifications professionnelles se sont modernisés avec le développement du modèle de compétence et la mise en place de la validation des acquis de l'expérience. Enfin, la nouvelle formation infirmière entre dans le cadre du processus de Bologne, qui permet de faciliter la mobilité au niveau européen.

Tout d'abord, les professionnels infirmiers sont confrontés à différents facteurs d'évolution : besoins en santé, demande du patient, démographie, nouvelles exigences de coordination et de coopération autour du patient et entre les différents lieux de soin, développement des techniques, exigences d'efficience, etc.

Le premier chapitre permet d'appréhender chacun de ces facteurs et ses conséquences tant sur le métier que sur les compétences et connaissances requises. De cette analyse prospective se dégagent les principales orientations de la nouvelle formation, celle-ci devant mieux préparer les infirmiers au métier de demain : nouveau rôle de prévention, meilleure prise en charge des personnes âgées et prise en charge mieux coordonnée de chaque patient, coopération interprofessionnelle, analyse des pratiques plus développée…

Au-delà du développement nécessaire de nouvelles compétences pour l'infirmier du futur, il faut se poser plus largement la question pour l'ensemble des professions de santé, également en mouvement, aujourd'hui et demain, face aux nouveaux besoins en santé.

Pour mieux comprendre ces évolutions des métiers paramédicaux, il faut appréhender leur histoire, leur positionnement initial à partir du métier médical, leur naissance et leur construction au fil du temps avec des frontières et des équilibres complexes entre eux. Le deuxième chapitre décrit ces racines, ces transformations dans le temps et met ainsi en perspective la « vie » des métiers de la santé et les futures évolutions possibles pour un infirmier, de l'autonomie professionnelle à la pratique avancée.

Formations et diplômes sont également en transformation, en France et en Europe. Les diplômes du secteur sanitaire se situent dans un cadre spécifique, notamment pour les professions réglementées. Cependant, ils doivent, comme les autres diplômes, s'inscrire dans les évolutions de la législation et des pratiques pédagogiques : validation des acquis de l'expérience, inscription dans le répertoire national des certifications professionnelles, définition par des référentiels d'activités et des référentiels de compétences.

Le troisième chapitre permet d'appréhender ce qu'est un diplôme aujourd'hui, les spécificités des diplômes du sanitaire, dans le droit français et le droit européen, l'impact et les limites de la mise en place de la VAE. Il explique également les points clés du processus de Bologne, dans lequel s'inscrit le diplôme rénové.

Enfin, dernier élément de contexte, les comparaisons internationales apportent un éclairage sur les travaux concernant la formation infirmière. L'analyse du métier d'infirmier dans les différents pays montre que l'exercice professionnel n'est pas identique car il est étroitement lié à l'organisation des systèmes de santé. Cependant, ces approches différentes peuvent apporter des idées nouvelles. En Europe, le cadre réglementaire induit certaines similitudes et de nombreux travaux ont pour objet l'élaboration de référentiels harmonisés.

1 L'évolution des besoins et de l'offre en santé

Les professionnels de la santé ont une mission commune : celle de répondre aux besoins de santé des personnes. Il est donc essentiel que chacun d'entre eux connaisse les besoins de santé prioritaires dans la population de référence, et la répartition des activités dans l'offre de soins.

En effet, le professionnel doit être en capacité de proposer à une personne vulnérable, fragile momentanément, ou tout simplement dans une recherche de prévention, des ressources et des moyens lui permettant de mieux comprendre et d'agir sur sa santé.

On sait que l'évaluation des besoins de santé est un domaine complexe qui semble parfois peu lisible[1]. Cependant, un certain nombre d'indices renseignent sur l'évolution attendue en France à court terme et dans les vingt prochaines années.

Indicateurs de santé et population

Une évolution des risques et des pathologies

Les indicateurs de morbidité et de mortalité montrent ces dernières années en France des signes de bonne santé de la population : baisse des décès dus aux maladies cardio-vasculaires, réduction des accidents de la route et des accidents dus au travail, diminution importante des maladies infectieuses, etc. Mais dans le même temps, les maladies liées à l'alcool, au tabac, aux comportements à risques, à une mauvaise alimentation, touchent de manière sensible la population. Les couches sociales les moins favorisées sont les plus atteintes du fait, notamment, des conditions de vie et de travail, de la difficulté grandissante d'accessibilité aux soins dans certaines zones qui induit une complication des parcours de soins. Les pathologies

1. « Mission au profit du gouvernement relative aux disparités territoriales des politiques de prévention sanitaire ». Rapport présenté par André Flajolet, député du Pas de Calais, 2008.

évoluent vers une augmentation des polypathologies et des pathologies chroniques, des cancers, des maladies mentales et comportementales, de certaines maladies émergentes infectieuses et parasitaires, qui nécessitent une organisation des soins adaptée mais aussi une évolution des pratiques des professionnels du soin et de la santé.

Un nouveau rôle de prévention pour les infirmiers

La prévention de la santé et sa promotion sont devenues des objectifs nationaux pour lesquels les professionnels vont devoir travailler ensemble, toutes disciplines confondues. Les infirmiers auront donc davantage à repérer la nature exacte des problèmes de santé dans une population. Ils devront savoir déceler précisément les facteurs qui favorisent ou nuisent à la santé des personnes et trouver les moyens de mettre en œuvre, dans le cadre d'équipes pluri professionnelles, des actions durables qui contribuent à ce que chacun prenne en charge sa santé dans son contexte singulier. Ils apprendront à prévoir les risques, à comprendre les mécanismes qui y conduisent et développeront des capacités en information et en formation.

Démographie et santé

De nouvelles problématiques de santé liées au vieillissement

Le vieillissement de la population française fait partie des facteurs aussi importants qu'inéluctables qui jouent un rôle majeur sur la santé de l'ensemble des citoyens de ce pays. En effet, comme de nombreux autres pays développés, la France voit grandir le nombre des personnes plus âgées du fait de l'allongement de la durée de vie et de l'arrivée à la soixantaine des classes d'âge nombreuses de l'après-guerre.

Si le nombre de personnes très dépendantes et nécessitant des soins lourds n'augmentera formellement que dans dix à quinze ans, il demeure néanmoins que les problèmes de santé liés à l'âge se développent dès à présent du fait même de conditions sociales et économiques satisfaisantes, et d'une prise en charge de soins aigus améliorée.

Un développement de la prise en charge des personnes âgées et des personnes en fin de vie

Les professionnels devront adapter les soins à la prise en charge de personnes atteintes de maladies chroniques et de pathologies multiples qui, après des épisodes aigus traités en milieu hospitalier, retourneront à domicile et auront besoin d'un suivi régulier de leur santé.

Ainsi, on peut considérer que les pathologies chroniques et les pathologies de dégénérescence seront largement enseignées ainsi que leur impact dans la vie des personnes. Il s'agira d'apprendre aux jeunes infirmiers à assurer un suivi au long cours, dans la proximité, de personnes qui verront leur autonomie diminuer. Le rôle d'accompagnement devra faire l'objet de travaux de réflexion sur les actions et les comportements utiles. La centration sur les projets, les progrès, les ressources, sera valorisée.

La prise en charge des personnes en fin de vie devient, dans ce contexte, un objectif important dans la formation des professionnels de santé. La question des soins palliatifs, les notions d'éthique et de compassion trouvent ici des formes particulières auxquels les infirmiers doivent être formés.

Demande des patients

Des patients plus exigeants, connaissant leurs droits, mais également plus « consommateurs »

La relation entre les patients et les professionnels dans les structures de soins se modifie : « Les usagers souhaitent en effet savoir où se trouve la meilleure offre (non seulement de soins, mais aussi d'hébergement, d'accueil, de sécurité...) ; ils se trouvent aidés dans leurs choix par les classements d'établissements ou par les dispositifs privés d'information sur la qualité de l'offre des établissements, qui se multiplient »[2].

Les nouvelles générations sont plus exigeantes vis-à-vis du système de santé. Informées davantage que leurs aînées, elles demandent de la qualité, n'hésitent pas à prendre plusieurs avis médicaux et sont plus consommatrices d'actes de soins et de médicaments. Alors que la technique médicale se renforce chaque jour, se développe de manière assez paradoxale une tendance au soupçon dans la qualité du traitement et dans la prise en charge qui entraîne des positions parfois tendues, voire conflictuelles entre les demandeurs de soins et ceux chargés de les « offrir ». La déférence autrefois quasi naturelle des demandeurs de soins à l'égard des personnes censées savoir, se transforme en exigence de type commercial et se perçoit au travers de rapports de clientélisme, qu'il faut savoir prendre en compte dans les relations avec les personnes.

L'importance de préparer les infirmiers à cette évolution de la relation avec le patient

Pour les infirmiers, un enseignement sociologique sur les transformations de la demande des patients et leurs impacts est une nécessité.

2. Étude prospective des métiers sensibles de la Fonction Publique Hospitalière, Facteurs d'évolution probables à moyen et long terme dans les champs sanitaire, social et médico-social impactant les ressources humaines, tome 1, éditions de l'FNSP, 2007

Par ailleurs, le droit des patients, les notions de responsabilité et de justice seront étudiées de manière approfondie car elles deviennent le quotidien des soignants. Il faut pouvoir renseigner les familles sur les conditions d'accès aux documents médicaux qui les concernent, leur indiquer leurs droits, notamment en matière de secret et de confidentialité. Il faut aussi, le cas échéant, leur procurer le nom des personnes ou des instances devant lesquelles patients et familles pourront porter leurs réclamations pour demander une conciliation ou une médiation.

Les futurs infirmiers doivent comprendre comment fonctionne l'institution judiciaire en général et plus particulièrement dans leur domaine professionnel. Ils doivent connaître les limites de leur rôle, mais aussi savoir jusqu'où prendre des risques dans les explications, les informations, la mise en route de traitements ou d'examens diagnostiques. Il leur faut aussi savoir analyser en équipe des situations de type éthique, qui nécessitent de bonnes connaissances médicales et juridiques et des comportements adaptés. Les futurs infirmiers doivent pourvoir faire appel à des cadres de connaissances qui leur donnent la distance nécessaire pour agir avec réflexion.

La capacité à communiquer, à entrer en relation, et à maintenir une relation de qualité avec les personnes doit faire partie de l'enseignement infirmier. Il faut savoir utiliser les éléments de la relation, notamment les émotions, souvent bouleversantes, que procure la proximité avec une personne fragile ou vulnérable pour aider cette personne à se construire… sans déconstruction de soi-même. Même si l'apprentissage relationnel se poursuit tout au long de la vie professionnelle, puisque le soignant aussi change, les bases doivent en être ancrées dès la formation initiale. Des modalités pédagogiques actives impliqueront l'étudiant, l'aideront à s'auto-analyser et trouver les chemins qui renforceront ses compétences dans les diverses situations de travail rencontrées.

Nature de la prise en charge

La nécessité d'une prise en charge globale des besoins de la personne

La nature et les modalités de la prise en charge se transforment. Pour se soigner, les patients sont obligés de se rendre chez les divers spécialistes d'un organe ou de pathologies qui traitent chacun une part de leurs problèmes. Ils souhaitent cependant un regard global et des explications qui prennent en compte la totalité de leurs maux et surtout l'interaction des uns sur les autres. Ils veulent des informations sur la manière de vivre avec leur maladie, réclamant d'être mis en relation avec des services sociaux ou des services d'aide à la vie quotidienne. Les patients veulent ainsi comprendre la globalité de ce qui leur arrive et pouvoir décider eux-mêmes de la suite à donner à leurs soins. Les professions de santé « généralistes » ont ici un rôle important à jouer, médecin ou infirmier.

Prendre soin de quelqu'un nécessite de s'intéresser à la personne dans son ensemble, cadre de vie, habitudes, relations, etc. En effet, c'est à partir de ses propres ressources, ainsi valorisées par le professionnel de santé, que cette personne pourra développer suffisamment d'énergie pour poursuivre son chemin dans l'existence, quelles que soient ses difficultés de santé. Pour cela, les étudiants seront placés devant des situations qui les obligent à porter un regard croisé sur les différents problèmes de santé en lien avec les pathologies et les contextes. Ils développeront des pratiques d'information et d'éducation indispensables pour prendre soin des personnes.

UNE NOUVELLE EXIGENCE DE COORDINATION ET DE CONFRONTATION DES PRATIQUES

Par ailleurs, les modalités de la prise en charge sont souvent éclatées également aux différents lieux de vie de la personne : son domicile, son lieu de travail, le centre de soins, une institution, etc. Il devient donc de plus en plus nécessaire de créer et faire vivre des modes de travail en collaboration, des réseaux divers qui communiquent, des endroits où le débat entre professionnels puisse s'instaurer. Il faut apprendre aux étudiants infirmiers, non seulement à travailler ensemble, mais aussi à échanger des données précises et fiables comportant les garanties de sécurité et de confidentialité que doivent offrir ces prestations. Il faut leur montrer comment coopérer avec d'autres professionnels dans les domaines de la santé, du social, de l'éducatif, afin de produire une offre de soin cohérente, complète et lisible par les personnes à qui elle s'adresse.

Il faut, enfin, que les infirmiers sachent confronter leur pratique à celles non seulement de leurs pairs, mais aussi d'autres professionnels et plus globalement aux recherches techniques et scientifiques dans leur domaine. Les connaissances deviennent rapidement obsolètes et l'obligation de se former en permanence est en relation directe avec cette impérieuse nécessité d'améliorer sans cesse sa pratique tout au long de sa vie professionnelle.

ÉVOLUTION DE L'OFFRE DE SOINS

UNE COOPÉRATION NÉCESSAIRE ENTRE LES DIFFÉRENTS LIEUX DE SOIN

Les structures de soins se modifient, les plus gros établissements développent des spécialités ou hyper spécialités, tandis que les établissements de proximité sont repositionnés sur des premiers niveaux de prise en charge. La multiplication des réseaux de soin correspond à une volonté de créer du lien entre les étapes de la prise en charge, mais aussi de montrer un mouvement de gradation dans les soins. Les fusions d'établissements se développent, la mutualisation et l'organisation des moyens se régionalisent ou s'opèrent par territoires de santé.

La coopération entre les secteurs public et privé se renforce et les patients passent parfois d'un secteur à l'autre durant une même prise en charge. Ainsi, la répartition des rôles entre secteurs : public, privé participant au service public, associatif ou lucratif, n'est plus aussi facilement lisible pour les patients et n'est pas non plus identique d'une région à l'autre.

Dans ce monde où l'offre se multiplie, mais aussi se concentre, pour certaines opérations plus délicates, il est assez difficile pour une personne qui présente des signes pathologiques de s'y retrouver. L'accès aux soins par le biais du médecin traitant visait notamment cet objectif de facilitation des parcours. Du point de vue du citoyen beaucoup de chemin reste à franchir, et le travail de coproduction du soin et de la prise en charge par des professionnels nombreux et différents est, là encore, à construire.

La question de la gestion des flux de patients et la recherche de places dans les services adaptées aux problèmes de santé au jour le jour est partout encore à travailler. Le manque de lits d'aval, mais aussi tout simplement de structures ou de professionnels, dans certaines régions ou à certains moments, complique la prise en charge des personnes dans les établissements de soins. La coordination entre le domicile et les structures de soins s'améliore, mais reste souvent à faire vivre sur le long terme.

L'évolution démographique fait également prendre conscience de la frontière qui existe encore entre les secteurs médicaux et sociaux. La prise en charge des personnes âgées relève tantôt des structures sanitaires et des équipes de soins, tantôt des structures sociales ou médico-sociales et des équipes d'accompagnement ou d'aide à la vie quotidienne, se partageant fréquemment entre l'une et l'autre. Ces frontières encore trop marquées entre deux modes d'approche de la santé des personnes sont à revoir aussi dans d'autres domaines : prise en charge des problèmes de santé psychique, prévention, suivi de populations à risques, etc. Les parcours de soins des patients interrogent les capacités de collaboration des professionnels du soin et de la santé au sens large du terme.

Les infirmiers au cœur de cette coopération

À cet égard, les infirmiers sont des maillons incontournables d'une « chaîne de soins » qui devra de plus en plus introduire de la cohérence dans les suivis de santé sur l'ensemble des parcours de vie des personnes, et ceci sur de longues durées. On voit ainsi à quel point la formation de l'infirmier devra s'ouvrir sur la cité et sur une prise en charge de type citoyen des personnes. Celles-ci, porteuses d'une ou de plusieurs pathologies, mais dans le même temps maintenues chez elles et conservant une vie sociale, auront besoin d'aides ponctuelles et coordonnées s'insérant dans leurs parcours de vie et contribuant à leur donner le plus longtemps possible l'autonomie nécessaire à une existence normale.

Développement des techniques dans les soins

Un développement de techniques très pointues nécessitant une spécialisation et un respect des protocoles

L'évolution considérable des techniques médicales conduit à l'hyperspécialisation des professionnels et à une concentration des moyens autour de plateaux techniques performants et peu nombreux. Dans ces unités ou pôles spécialisés, les soins demandent des compétences techniques et gestuelles importantes, des capacités à fournir des réponses rapides, à travailler dans des équipes où les professions sont variées et multiples. L'hospitalisation dans ces lieux peut être brève avec une rotation de patients importante, demandant là aussi de grandes capacités d'adaptation aux situations.

En parallèle, la complexification des techniques et les exigences en matière de sécurité sanitaire nécessitent une protocolisation accrue des pratiques, et s'accompagnent d'une réduction du temps de la prise en charge. Pour les soignants de ces services à la technologie pointue, la question de la spécialisation en vue de développer un savoir sur une activité ou un groupe d'activités se pose, entraînant celle des contenus de la formation initiale et continue. Les étudiants doivent apprendre la réalisation de gestes, d'actes, ou de séries d'activités en se conformant aux règles de bonne pratique actuellement validées et aux protocoles en cours.

A CONTRARIO, L'IMPORTANCE DE GARDER UNE CAPACITÉ D'ANALYSE ET DE DÉCISION DANS DES SITUATIONS TRÈS DIVERSES

Cependant, les infirmiers doivent aussi savoir à quel endroit, à quel moment, et dans quelle mesure leurs activités sont à adapter aux circonstances, qui, dans ces métiers, peuvent changer très vite. La compétence de décision et donc l'autonomie professionnelle doivent être travaillées régulièrement dans le courant de la formation par différents moyens, notamment celui qui consiste à placer les étudiants devant de nombreuses situations différentes, dans des contextes eux-mêmes distincts, qui leur demandent d'exercer leur jugement professionnel.

Les questions de la sécurité dans les soins, de la traçabilité de ses actes, de la prise de distance et de la remise en cause devant ses propres manières de faire ou ses résultats seront travaillées pendant la formation, parce que nécessaires à une vie professionnelle moderne qui s'adapte à un environnement moins stable.

S'ADAPTER DEMAIN À DE NOUVELLES TECHNIQUES

Par ailleurs, le développement des nanotechnologies, des techniques de l'information, de la communication, de la cognition et leur convergence, demandent à tout professionnel de s'informer et de se former régulièrement sur les avancées dans ce domaine et sur leur impact dans les technologies médicales. Les étudiants devront apprendre à développer leur curiosité sur ces sujets et être capables de comprendre des articles ou des conférences qui traitent de questions dont l'influence se fait grandissante sur les activités de santé.

Contrainte économique

De nouvelles exigences d'efficience

La contrainte économique pèse sur les soignants, le financement des activités de soins porte en lui-même sa propre contradiction. Il est en effet de plus en plus difficile, compte tenu du vieillissement de la population, de la demande accrue de soins, et du développement des technologies médicales de contrôler l'inflation de ce système. La demande est faite aux soignants de mieux gérer l'efficience dans leur activité, c'est-à-dire d'introduire dans leur action une relation entre moyens et résultats.

La mise en œuvre de la tarification à l'activité dans les établissements de santé vise à mieux gérer le système et à en contrôler les effets. Il faut tenter de concilier les exigences du moindre coût avec la qualité et la sécurité des prises en charge. Dans un premier temps, une meilleure connaissance des activités et des moyens développés face aux résultats obtenus peut donner des indications pour des allocations de moyens.

La nécessité de concilier ces contraintes avec la qualité des soins

Il importe donc que les étudiants infirmiers comprennent cette contrainte de la mesure des moyens, des activités et des résultats. Les fonctions de contrôle, de suivi de données ou d'indicateurs, de traitement de l'information, et de traçabilité sont devenues essentielles. Les infirmiers, comme la plupart des soignants, ont quelques difficultés à intégrer ces idées. En effet, le temps de présence auprès des personnes, pour les accompagner dans des cheminements quant à leur santé et leur vie, n'est pas toujours quantifiable, modélisable et encore moins comptable. C'est pourtant de la qualité de cette présence que va advenir une meilleure prise en charge par la personne elle-même de ses propres soins.

La contradiction est forte et pèse sur les professionnels à qui la société demande à la fois de fournir plus de qualité dans les soins, de la rendre plus lisible, et en même temps de le faire avec moins de moyens, en prenant un temps de traçabilité sur le temps direct de soins déjà trop court. Il est donc nécessaire de travailler avec les étudiants infirmiers sur le cœur du métier, c'est-à-dire le soin, mais également d'introduire les contraintes du contexte qui deviennent inhérentes à sa réalisation.

L'apprentissage de la réflexion, de l'analyse critique des pratiques professionnelles, de l'exercice du jugement clinique, va dans le sens de la prise de recul et de hauteur afin de mieux discerner la justesse des actions et des pratiques. Les notions de « praticien réflexif » et « d'implication » ou « d'engagement dans les soins » sont en parfaite adéquation avec la volonté de former des infirmiers qui agissent de manière autonome dans leur champ d'action, et soient capables d'argumenter leur pratique et de la faire évoluer en la confrontant aux données de la recherche.

Impact de ces évolutions sur les compétences requises pour les infirmiers

Le tableau ci-dessous indique comment les facteurs influençant la santé, doivent modifier l'offre en compétences des professionnels de santé.

Évolution des besoins en santé	Savoir-faire à développer	Savoirs à développer
Indicateurs de santé et population française	– Repérer les besoins et les demandes des personnes et des groupes en lien avec les problématiques de santé publique – Identifier les facteurs favorisant ou nuisant à la santé des personnes et des populations – Déceler les risques pour la santé des personnes et des populations ciblées – Conduire des démarches de prévention et d'éducation pour la santé auprès de personnes et de populations ciblées – Mettre en œuvre des actions et des conseils de prévention et de promotion de la santé – Accompagner des personnes dans les processus décisionnels concernant leur santé – Evaluer les risques dans une situation d'urgence, de violence, de maltraitance ou d'aggravation et déterminer les mesures prioritaires	– Santé publique – Démographie – Éducation pour la santé – Éducation thérapeutique – Gestion des risques en santé (addictions, conduites à risques…) – Santé mentale – Processus pathologiques
Démographie et santé	– Prendre en charge des personnes âgées atteintes de pathologies de type dégénératif, et des personnes atteintes de pathologies chroniques – Accompagner les personnes en état de dépendance et leur entourage dans la réalisation des activités de la vie quotidienne – Prévenir les risques liés à la diminution ou la perte d'autonomie des personnes – Prendre soin des personnes en fin de vie et de leur entourage	– Personnes âgées, gériatrie, gérontologie – Maladies chroniques, pluripathologies – Activités et soins de la vie quotidienne – Santé et autonomie – Soins palliatifs
Demande des patients	– Conduire des démarches de soins et de communication en prenant en compte les contextes, les situations des personnes et de leur entourage – Instaurer un climat de confiance avec la personne soignée et son entourage – Identifier les besoins spécifiques de relation et de communication en situation de détresse, de fin de vie, de deuil, de déni, de refus, conflit, d'agressivité – Conduire des relations de type thérapeutique – Évaluer les soins et les prestations au regard des principes de qualité, d'éthique et de satisfaction pour la personne soignée	– Communication et relation dans un contexte de soins – Relation thérapeutique – Démarche de soins – Analyse de situation clinique – Droit, déontologie – Éthique et soin, bioéthique – Évaluation de la qualité des soins

Évolution des besoins en santé	Savoir-faire à développer	Savoirs à développer
Nature de la prise en charge	– Adapter les soins et les protocoles de soins infirmiers aux personnes, aux situations et aux contextes – Adapter sa pratique professionnelle au regard de la réglementation, de la déontologie, de l'éthique, et de l'évolution des sciences et des techniques – Élaborer des projets de soins infirmiers dans des contextes de pluriprofessionnalité – Déterminer et synthétiser les informations à transmettre pour assurer la traçabilité et la comptabilité des soins dans le respect de la déontologie et de la réglementation – Améliorer la qualité des soins en utilisant des méthodes scientifiques, dans le cadre d'un travail en équipe – Utiliser des travaux de recherche et des bases de données actualisées	– Projet de soins et interdisciplinarité – Traitement d'informations, analyse, synthèse – Dossier et outils de soins, transmissions, traçabilité – Évaluation de la qualité des soins – Évaluation des pratiques professionnelles – Bases de données sur les soins et la santé – Lecture et utilisation de travaux de recherches et de données prouvées – Initiation à la démarche de recherche
Évolution de l'offre de soins	– Accompagner et guider la personne dans son parcours de soins – Coordonner les informations apportées par les différents acteurs de la prise en charge afin d'assurer la continuité et la sécurité des soins – Organiser ses interventions en tenant compte des limites de son champ professionnel et de ses responsabilités, veiller à la continuité des soins en faisant appel à d'autres compétences – Coordonner les actions et les soins auprès de la personne soignée avec les différents acteurs de la santé, du social et de l'aide à domicile – Coopérer au sein d'une équipe pluriprofessionnelle dans un souci d'optimisation de la prise en charge sanitaire et médico-sociale – Anticiper les modifications dans l'organisation des soins, réagir avec efficacité en prenant des mesures adaptées	– Offres de soins en France, les différentes modalités de prise en charge, les secteurs médicaux, sociaux et sociomédicaux, le domicile – Secteurs de travail de l'infirmier, spécificités – Parcours de soins, chemins cliniques, protocoles de soins – Travail en équipe, coopération, collaboration – Organisation des soins et des prises en charge
Développement des techniques dans les soins	– Élaborer un diagnostic de situation clinique et/ou un diagnostic infirmier à partir des réactions aux problèmes de santé d'une personne, d'un groupe ou d'une collectivité et identifier les interventions infirmières nécessaires – Préparer et mettre en œuvre les thérapeutiques médicamenteuses et les examens selon les règles de sécurité, d'hygiène, et d'asepsie	– Évaluation clinique et diagnostic infirmier – Soins infirmiers et santé des personnes – Sciences biologiques et médicales – Processus pathologiques – Traitements et médication – Traitements non médicamenteux

Évolution des besoins en santé	Savoir-faire à développer	Savoirs à développer
	– Mettre en œuvre les protocoles thérapeutiques adaptés à la situation clinique d'une personne – Initier et adapter l'administration des antalgiques dans le cadre des protocoles médicaux – Utiliser, dans le cadre d'une équipe pluridisciplinaire, des techniques à visée thérapeutique et psychothérapiques – Identifier les risques liés aux thérapeutiques et aux examens et déterminer les mesures préventives et/ou correctives adaptée	– Pharmacologie – Dispositifs médicaux – Risques et thérapeutiques – Normes de qualité dans les soins et les pratiques professionnelles
Contrainte économique	– Hiérarchiser et planifier les objectifs et les activités de soins en fonction des paramètres du contexte et de l'urgence des situations – Mettre en œuvre des soins en appliquant les règles, les procédures et les outils de la qualité et de la sécurité – Adapter les soins et les protocoles de soins infirmiers aux personnes, aux situations et aux contextes – Prévoir et mettre en œuvre les mesures appropriées en situation d'urgence ou de crise en référence aux protocoles existants – Évaluer la mise en œuvre du projet de soins avec la personne et son entourage et identifier les réajustements nécessaires – Identifier toute dérive ou non conformité dans les activités et les soins et déterminer des mesures de réajustement – Évaluer l'application des règles de traçabilité et des règles liées aux circuits d'entrée et de sortie des matériels et dispositifs médicaux – Organiser ses interventions en tenant compte des limites de son champ professionnel et de ses responsabilités, veiller à la continuité des soins en faisant appel à d'autres compétences	– Évaluation des pratiques professionnelles – Économie de la santé – Gestion économique et financière des établissements – Financement des soins – Projet de soin et hiérarchisation des actions – Engagement professionnel – Veille et recherche dans le domaine professionnel

2 Les spécificités des professions et de l'exercice paramédical

Exercice paramédical et frontières professionnelles

Des professions réglementées

Les métiers dits « paramédicaux », qui en réalité sont appelés « auxiliaires médicaux » dans le Code de la santé publique, font partie de ce qu'il convient d'appeler des « professions réglementées ». Une profession réglementée est décrite en ces termes[3] par la directive européenne de 2005 : « *activité ou ensemble d'activités professionnelles dont l'accès, l'exercice ou une des modalités d'exercice, est subordonné directement ou indirectement, en vertu de dispositions législatives, réglementaires ou administratives, à la possession de qualifications professionnelles déterminées ; l'utilisation d'un titre professionnel limitée par des dispositions législatives, réglementaires ou administratives aux détenteurs d'une qualification professionnelle donnée constitue notamment une modalité d'exercice.* »

En France, ces professions se définissent, sur le plan juridique, en relation avec les métiers médicaux. Position qui leur confère à la fois une légitimité et une fonction spécifique dans le domaine de la santé, mais qui, sur le plan de la reconnaissance sociale et professionnelle, les oblige à se démarquer pour se sentir mieux exister.

3. Directive Européenne sur la reconnaissance des qualifications – JOCE du 30.9.2005 article 1 § 3 ;

Juridiquement construites à partir du métier médical

En effet, la construction juridique des métiers de la santé en France s'est établie autour du métier médical, tous les autres étant distribués « en référence ». Compte tenu de la protection particulière dont jouit le « corps humain » dans notre pays, son respect a été introduit dans le Code civil dont l'article 16-1 prévoit que « *chacun a droit au respect de son corps* », et dont l'article 16-3 précise : « *Il ne peut être porté atteinte à l'intégrité du corps humain qu'en cas de nécessité médicale pour la personne ou à titre exceptionnel dans l'intérêt thérapeutique d'autrui. Le consentement de l'intéressé doit être recueilli préalablement hors le cas où son état rend nécessaire une intervention thérapeutique à laquelle il n'est pas à même de consentir.* »

Afin d'organiser cette protection et de confier au seul médecin la responsabilité de juger de la pertinence de « l'atteinte à l'intégrité du corps », un certain nombre de lois et de règlements contraignent l'ensemble des professions qui touchent à la santé. Ainsi, l'article L.4161-1[4] du Code de la santé publique permet de définir ce qu'il faut entendre par profession médicale et donne les limites de l'exercice médical infranchissable par les non médicaux sans tomber sous le coup de l'incrimination pour exercice illégal de la médecine.

Pour que les professions paramédicales puissent exercer des activités touchant le corps humain, il a fallu une organisation juridique qui leur permette d'agir en dérogation au monopole de l'exercice médical. C'est ce que prévoit l'article L.4161-1 alinéa 2 : « *Les dispositions du présent article ne s'appliquent pas aux étudiants en médecine ni aux sages-femmes, ni aux infirmiers ou gardes-malades qui agissent comme aides d'un médecin ou que celui-ci place auprès de ses malades, ni aux personnes qui accomplissent, dans les conditions prévues par décret en Conseil d'État pris après avis de l'Académie nationale de médecine, les actes professionnels dont la liste est établie par ce même décret.* »

Des textes qui définissent la profession d'infirmier en relation avec cette construction

C'est ainsi que la profession d'infirmier ou d'infirmière est définie actuellement par les articles L.4311-1 et suivants : « Est considérée comme exerçant la profession d'infirmière ou d'infirmier toute personne qui donne habituellement des soins infirmiers sur prescription ou conseil médical, ou en application du rôle propre qui lui est dévolu. L'infirmière ou l'infirmier participe à différentes actions, notamment en matière de prévention, d'éducation de la santé et de

4. Article L. 4161-1 du Code de la santé publique : « *Exerce illégalement la médecine : 1° Toute personne qui prend part habituellement ou par direction suivie, même en présence d'un médecin, à l'établissement d'un diagnostic ou au traitement de maladies, congénitales ou acquises, réelles ou supposées, par actes personnels, consultations verbales ou écrites ou par tous autres procédés quels qu'ils soient, ou pratique l'un des actes professionnels prévus dans une nomenclature fixée par arrêté du ministre chargé de la santé pris après avis de l'Académie nationale de médecine, sans être titulaire d'un diplôme, certificat ou autre titre mentionné à l'article L. 4131-1 et exigé pour l'exercice de la profession de médecin…* »

formation ou d'encadrement. Un arrêté des ministres chargés de la santé et de la sécurité sociale fixe la liste des dispositifs médicaux que les infirmiers, lorsqu'ils agissent sur prescription médicale, peuvent prescrire à leurs patients sauf en cas d'indication contraire du médecin et sous réserve, pour les dispositifs médicaux pour lesquels l'arrêté le précise, d'une information du médecin traitant désigné par leur patient ». L'exercice infirmier est réglementé par les articles R. 4311-1 et suivants.

Ainsi, l'activité des professions paramédicales est soumise au contrôle des professions médicales en ce qui concerne le diagnostic médical et les thérapeutiques. Les paramédicaux ont une part de leur activité qui s'exerce sur prescription médicale, ce qui ne signifie nullement que cette part leur fait jouer un rôle « d'exécutant »[5] comme il est dit souvent, mais simplement que l'intelligence de leur action doit tenir compte de cette prescription qui légitimement appartient aux professionnels qui ont les compétences et donc les connaissances pour le faire.

La problématique des frontières professionnelles

La construction des rôles des professionnels de la santé s'effectue donc à partir d'un monopole médical juridiquement établi et d'un système de paiement et de rétribution à l'acte. Ceci a conduit à élaborer, pour certaines professions paramédicales, des listes d'actes autorisés en dérogation à l'exercice illégal de la médecine[6]. Ces professions disposent alors d'un « décret d'exercice » codifié comportant une liste « d'actes » spécifiques à la profession. C'est le cas des infirmiers, des masseurs kinésithérapeutes, des pédicures podologues, des ergothérapeutes, des psychomotriciens, des orthophonistes, des orthoptistes, des manipulateurs d'électroradiologie médicale.

Cette construction est dite en « tuyau d'orgue », car elle oblige les professions à prendre position les unes par rapport aux autres sur la base d'une défense territoriale plutôt que sur un travail en complémentarité. Chaque profession tente de maintenir ou d'élargir son champ professionnel en grignotant des actes pris sur le champ d'une autre profession ou sur des activités émergentes dont toutes se disputent l'exercice. Cette manière d'opérer ne peut que nuire à une vision moderne évolutive des activités professionnelles. Ceci posé, toute progression dans ce domaine demande une longue préparation des esprits et une clarté dans la mesure des impacts que serait un changement complet dans la réorganisation de la répartition de l'exercice des professions soignantes.

5. La dichotomie souvent mise en avant « rôle propre = rôle intelligent » et « rôle sur prescription = rôle d'exécutant » est à bannir. Elle nuit à toute réflexion de fond sur le soin en coupant en deux ce qui mérite d'être réuni dans la vision soignante et son apprentissage, puisque cela correspond à la réalité du soin.

6. Rapport Matillon, 2003, annexe I ; Rapport HAS : les nouvelles formes de coopération entre professionnels de santé : les aspects juridiques, 2008.

ÉCOLOGIE DES PROFESSIONS ET RÔLE PROFESSIONNEL

LES MÉTIERS ÉVOLUENT SANS CESSE ET LEURS ACTIVITÉS AUSSI

Au sein ce qu'il est convenu d'appeler « l'écologie des professions », les professions bougent. Elles peuvent d'ailleurs se sentir en concurrence pour établir et élargir les frontières de leur territoire d'exercice, et donc leur reconnaissance sociale. Dans le champ de la santé, des métiers paramédicaux se sont constitués à certains moments de l'histoire en fonction des besoins et continuent d'évoluer les uns par rapport aux autres.

L'histoire des professions de santé retient souvent la figure de l'infirmière parce qu'elle est assez primordiale et primitive et correspond, dans l'inconscient collectif, à ces images de compassion ou d'accompagnement qui sont véhiculées à chaque période de crise dans un pays. Assumer son histoire est une nécessité pour atteindre l'âge adulte. La profession d'infirmière souhaite son autonomie comme une revendication ancienne ; elle doit aussi, et peut-être d'abord, travailler sa contribution, sa « valeur ajoutée », à l'évolution de la santé des citoyens de ce pays.

LES INFIRMIERS, UN MÉTIER ANCIEN ET GÉNÉRALISTE

Le métier d'infirmier assure à lui seul de nombreux héritages de figures soignantes qui ont été fort bien décrites par les historiens ou sociologues de la profession. Sorcières, religieuses, militaires et prostituées sont ainsi les images ancestrales reconnues qui fédèrent le monde infirmier. Infirmier demeure le seul métier paramédical de type généraliste puisqu'il s'adresse à toute personne, quels que soient son âge ou son problème de santé. Il est le seul métier dont une partie des fonctions est assurée, dans le cadre du décret d'exercice infirmier, par des métiers qui « collaborent » : les aides-soignants, les auxiliaires de puéricultures et les aides médico-psychologiques. Enfin, il est le seul métier paramédical qui a vu émerger et se maintenir trois spécialités, deux accompagnant le développement de techniques particulières : infirmier de bloc opératoire, infirmier anesthésiste, et une en relation avec la population spécifique des enfants : infirmier puériculteur.

Si les infirmiers se sentent les premiers héritiers des modèles d'aide aux soins à la personne, la structuration de leur profession est assez récente, et comme celle d'autres professions (masseurs-kinésithérapeutes, puéricultrices, aides soignants, etc.), n'a vu sa fonction se définir vraiment et surtout légalement qu'au vingtième siècle[7]. Il s'agit donc d'un exercice ancien, dont la professionnalisation s'est effectuée lentement au fil du temps. Étrangement, ce métier, très reconnu dans la population, exprime *a contrario*, depuis toujours, une plainte autour du manque de reconnaissance. Cette souffrance professionnelle, connue, étudiée, n'a jamais

7. Premier diplôme 1922, première définition 1946, rôle propre reconnu 1978.

jusqu'à ce jour trouvé de remède, et renaît lors de chaque modification sociale ou politique qui touche à sa structure.

UNE DOUBLE APPARTENANCE TECHNIQUE ET HUMAINE

Les infirmiers d'aujourd'hui, comme ceux d'hier, sont confrontés à un syncrétisme nécessaire entre l'attention à la personne et à son mode de vie et les avancées scientifiques de la médecine. Cette dualité est toujours présente et se combat à tout instant dans la globalité du rôle et l'ensemble des actes professionnels infirmiers. En effet, on a souvent pensé cette profession comme étant écartelée entre « la relation » et « la technique », partagée entre les sciences médicales et les sciences humaines, avec tout ce que la société d'aujourd'hui diffuse de ces deux pôles de la pensée.

Le travail infirmier, au cœur de la problématique de l'humain, est justement dans ce passage incessant du spécifique au global, du particulier au général et vice versa. Il pointe le doigt sur ce qui fait sens pour l'homme dans un parcours de vie confronté à des cycles, des accidents, des incidents qui le mettent en rapport avec la science d'aujourd'hui. La discipline infirmière se trouve à la jonction de l'homme et de sa santé. En cela la connaissance médicale lui est nécessaire, ainsi que les savoirs de la psychologie, de la sociologie, de l'anthropologie, etc.

NAISSANCE, ÉVOLUTION, DISPARITION DES MÉTIERS

NAISSANCE DES MÉTIERS DE LA SANTÉ EN RELATION AVEC LE DÉVELOPPEMENT DES DISCIPLINES MÉDICALES

Au-delà des fonctions soignantes de type généraliste, se sont constitués et se constituent encore des métiers nouveaux autour de fonctions, elles-mêmes reliées à des disciplines médicales, à des parties anatomiques du corps humain, ou à des évolutions de technologies particulières.

C'est la plupart du temps l'évolution de la discipline médicale attenante qui a prévalu dans l'émergence d'un métier nouveau. On peut citer, par exemple, la radiologie pour les manipulateurs d'électroradiologie ou, plus récemment, la génétique qui a permis la création des conseillers en génétique. Ceci pourrait changer : le nombre de disciplines médicales est pléthorique en France par rapport à d'autres pays européens, et il n'est sans doute plus justifié de penser établir une nouvelle « discipline », voire un nouveau « métier » devant chaque développement d'une spécialité nécessaire pour répondre à un besoin de santé.

Les professions paramédicales se sont donc historiquement construites en aide aux professions du corps médical. Au fur et à mesure de l'évolution des spécialités médicales se sont positionnés des métiers rendus nécessaires par le développement des connaissances et des activités nouvelles des disciplines médicales.

Développement des compétences paramédicales et choix de nouvelles disciplines

La prise en compte du « processus de soin » dans son ensemble et des compétences spécifiques pour construire une réponse commune des divers professionnels, mérite que l'émergence des métiers ne se pose plus en termes de territoire réservé et d'actes, mais bien en termes de compétences spécifiques et de capacité à les mobiliser ensemble, en même temps, sur le même objet.

Certains professionnels paramédicaux, comme les ergothérapeutes ou les psychomotriciens notamment, montrent bien que la discipline médicale de référence n'est plus aussi clairement identifiée, parce qu'elle devient plurielle. Se pose aussi la question de la définition de leur métier à partir d'une construction juridique basée sur des décrets en Conseil d'État qui doivent suivre une longue procédure d'élaboration et, de ce fait, ont du mal à rendre compte des évolutions rapides de la pratique soignante.

Ceci amène à s'interroger sur le choix d'une discipline universitaire pour les métiers paramédicaux. Certains imaginent un domaine universitaire spécifique menant à des diplômes basés sur leur seul métier : ainsi la filière des « sciences infirmières », qui correspond à une structuration ancienne dans certains pays anglo-saxons. D'autres parlent d'une science plurielle « du soin » ouverte à l'ensemble des acteurs soignants, ce qui ressemblerait à ce qui a prévalu à la naissance des sciences de l'éducation, autour de l'acte éducatif. Dans tous les cas, la question est posée et sa résolution passe par une construction des savoirs.

Évolution du contenu et des frontières des métiers paramédicaux

La science fait évoluer le contenu des métiers. Les manipulateurs d'électroradiologie médicale ont vu et voient encore leur métier se modifier en fonction des évolutions de la radiologie, de la radiothérapie, la médecine nucléaire ou la radiologie interventionnelle. Les masseurs kinésithérapeutes développent leur champ à partir de la médecine physique, de la médecine du sport, de la rééducation, etc. Quelques métiers se concentrent autour d'une partie anatomique de la personne (les pédicures podologues) d'autres autour de disciplines et techniques médicales (les infirmiers anesthésistes, les infirmiers de bloc opératoire), d'autres encore autour de populations spécifiques (les puéricultrices).

Les métiers bougent, certains de ces métiers disparaissent et se recomposent en fonction de regroupement d'activités, c'est le cas des aides dermatologistes, des techniciens d'électroencéphalographie, entre autres. D'autres au contraire émergent en réponse à de nouveaux besoins et demandes de santé, comme les conseillers en génétique ou les assistants en gérontologie. La formation suit les évolutions attendues dans l'exercice de ces métiers.

Une question de fond demeure : à partir d'où et jusqu'où un regroupement d'activités nouvelles peut-il se transformer durablement en « métier », et comment les métiers existants peuvent-ils ou doivent-ils se transformer pour répondre à l'évolution de la demande de santé ?

Émergence de nouveaux métiers, spécificités et expertise

La naissance de nouveaux métiers se construit au travers de réflexions sur les compétences

Dans une logique de construction de métiers en tuyau d'orgue, à partir de listes d'actes selon une recherche d'extension de son territoire, l'émergence de nouveaux métiers inquiète. En effet, chaque nouveau métier se construit en relation avec les métiers existants et la tendance est d'ajouter des actes pris sur le territoire du métier voisin. Mais une réflexion plus profonde autour des notions de compétences spécifiques et de compétences complémentaires permet de relativiser ces aspects.

L'exemple de la prise en charge des personnes atteintes de la maladie d'Alzheimer est parlant. La question se pose de déployer, en les identifiant, des compétences plus importantes dans ce domaine, en mesurant leur degré d'autonomie. Si un besoin s'est ressenti à ce niveau sur le plan national, c'est sans doute que les compétences ne sont pas suffisamment mobilisées auprès de cette population de personnes malades.

De même, quand il s'agit de réfléchir à de nouvelles modalités de coopération entre médecins et paramédicaux, comment positionner ces nouvelles compétences, les définir et établir un niveau d'autonomie professionnelle ? Ces questions se sont posées lors des travaux réalisés dans le cadre des études qui ont suivi le rapport d'Yvon Berland sur le sujet. Il est apparu très clairement, dans les expérimentations et dans les réflexions, que ce n'est pas tant l'acte supplémentaire qui façonne un métier nouveau, mais le niveau d'autonomie donné au professionnel dans ce nouveau métier.

La notion de compétence est liée à celle d'autonomie professionnelle

En effet, souvent la complexité ne vient pas des « tâches » elles-mêmes, mais de leur intégration dans l'espace et le temps. La difficulté de soigner ne vient pas des réalisations « techniques » mais de l'intention que les soins portent et de leur adaptation à des personnes et des contextes différents. En conséquence, la réflexion ne peut aboutir que si elle se développe en s'élargissant et non en se concentrant uniquement sur des « actes ».

De nombreuses études ont été réalisées ces dernières années sur les évolutions nécessaires dans les activités et donc dans les compétences soignantes à mettre en place pour prendre en charge les populations de demain : ce sont celles faites par l'Observatoire national des emplois et des métiers de la fonction publique hospitalière, ou celles faites par la Haute Autorité de santé[8]. Les professions paramédicales devront évoluer et des métiers d'expertise devront se construire.

---

8. Étude prospective des métiers sensibles de la fonction publique hospitalière, ONEMFPH, 2007.
La formation des professionnels pour mieux coopérer et soigner, HAS, 2008.

Ainsi pour l'infirmier, les actes eux-mêmes ne seront vraisemblablement pas grandement modifiés, mais les conditions de leur réalisation le seront, le contexte sera différent. La formation initiale devra donc être revue en cohérence avec les nouvelles pratiques et activités.

UNE ÉVOLUTION DU MÉTIER D'INFIRMIER QUI POURRAIT SE STRUCTURER

L'infirmier qui confirme sa pratique peut devenir un « *infirmier confirmé* » dont la compétence se distingue progressivement. C'est un professionnel qui est reconnu par ses pairs comme celui à qui, dans l'unité de soins, les autres plus « novices » peuvent faire appel parce qu'il connaît bien la discipline, les pratiques, et les façons de travailler. Il développe des « savoir faire » tant dans les relations avec les patients que dans ses gestes et son appréciation des contraintes de l'organisation des soins. C'est un infirmier qui s'implique dans le développement de ses compétences, suit des formations continues et s'engage dans des projets d'équipe ou d'institution.

L'infirmier qui développe une « *expertise ciblée* » est celui qui centre ses compétences autour d'une pathologie, d'un segment d'activités ou d'une technique précise. Il peut se trouver dans des fonctions spécifiques comme la stomathérapie, l'éducation des personnes relevant d'une pathologie précise, l'endoscopie ou la réalisation d'explorations fonctionnelles très spécifiques. Cet infirmier a souvent obtenu un diplôme de type diplôme universitaire (DU) ou diplôme interuniversitaire (DIU), ou a suivi une formation professionnelle complémentaire. C'est un infirmier qui peut devenir le référent dans un pôle ou dans un établissement, et qui contribue à l'information, voire à la formation d'autres personnels.

L'infirmier qui développe une « *expertise de pratique avancée* » aura des compétences autonomes sur les deux champs : celui du rôle infirmier tel qu'il existe actuellement et celui d'un rôle nouveau s'appuyant sur des pratiques qui sont encore actuellement du domaine médical. Il s'agit d'un infirmier qui a évolué dans son autonomie professionnelle. Pourront lui être confiées des missions d'évaluation de situation clinique des patients, d'examen clinique approfondi, de diagnostic de l'état d'une personne à un moment de sa maladie, de décision concernant soit des examens à réaliser, soit des thérapeutiques, soit des orientations dans le parcours de soins, le tout dans un cadre précis. La délégation d'actes médicaux pourra être importante, et l'élargissement du champ de compétence de l'infirmier également : consultation de première ligne, orientation des patients, suivi de personnes atteintes de pathologies chroniques, coordination d'activités soignantes, suivi des parcours de soins.

On voit, avec ces exemples issus du monde infirmier, que la structuration du processus de soins et sa répartition entre plusieurs professions est en mouvement. L'évolution de la demande oblige les professionnels de la santé et du soin à modifier d'une part le contenu de leurs compétences et d'autre part leur manière de les exercer ensemble. Il s'agit d'un bouleversement qui mérite de regarder les évolutions de manière sereine et d'y trouver des opportunités pour faire évoluer les métiers.

3 Les évolutions de la construction des diplômes en France et en Europe

Les diplômes des professions paramédicales

Les diplômes paramédicaux relèvent des dispositions des articles L 335-5 et 6 du Code de l'éducation. Ce sont des diplômes à finalité professionnelle, « post-baccalauréat », mais qui ne relèvent pas de l'enseignement supérieur. Cette spécificité française rend difficile les comparaisons européennes et complique l'application des accords de Bologne[9] concernant les trois niveaux de formation LMD (licence, master, doctorat) de l'enseignement supérieur.

Un partage des tutelles sur les formations paramédicales

Deux ministères se partagent la tutelle des formations aux professions et métiers de la santé : le ministère chargé de la santé et le ministère de l'éducation nationale. Parfois il existe une « cotutelle » dans le sens où les textes de formation sont cosignés par les deux ministères. Ainsi dans le cas des psychomotriciens, le diplôme d'État est délivré par le ministère de la santé, les textes de formation sont cosignés par la Santé et l'Enseignement Supérieur et les structures sont situées dans les universités. Dans le cas des orthophonistes, et des audioprothésistes c'est l'inverse, le certificat ou le diplôme d'État est délivré par l'Éducation nationale et les textes concernant la formation sont cosignés par la Santé et l'Enseignement supérieur.

9. Décret 2002-481 du 8 avril 2002 relatif aux grades et titres universitaires et aux diplômes nationaux ; décret 2002-482 du 8 avril 2002 portant application au système français d'enseignement supérieur de la construction de l'Espace Européen de l'enseignement supérieur.

Plusieurs diplômes coexistant sous la responsabilité de plusieurs ministères

On remarquera que pour certaines professions, il existe deux voies de formation. C'est par exemple le cas des manipulateurs d'électroradiologie médicale : l'une, dépendant du ministère de la santé, prépare au diplôme d'État de manipulateur d'électroradiologie médicale ; l'autre, relevant du ministère de l'Éducation nationale, conduit au diplôme de technicien supérieur en imagerie médicale et radiologie thérapeutique. On peut relever aussi quelques incohérences, par exemple, pour les techniciens de laboratoire où, pour un exercice identique, la formation menant au diplôme délivré par l'Éducation nationale dure deux ans et où celle menant au diplôme délivré par le ministère de la Santé dure trois ans.

Les spécificités des diplômes du sanitaire

Qu'est-ce qu'un diplôme ?

Une analyse du système français en matière de diplômes permet de dégager la définition suivante :

« Document élaboré ou validé par les autorités publiques et, à ce titre, pénalement protégé en tant que tel, un diplôme certifie que son titulaire possède des savoirs et des aptitudes, notamment professionnelles, après avoir suivi une formation ou une procédure de validation des acquis de l'expérience. Le diplôme accorde à son titulaire un certain nombre de droits, tantôt garantis par les autorités publiques en matière de poursuite d'études, d'accès à des professions réglementées ou de port d'un titre, tantôt éventuels, en matière d'accès à des professions non réglementées, de rémunération ou de bénéfice de mécanismes de lutte contre le chômage[10]. »

Quelles sont ses caractéristiques ?

Le diplôme possède quatre caractères juridiques essentiels :

- un caractère étatique : ne peut être un diplôme qu'une certification élaborée ou validée par les autorités publiques et délivrée par l'État ou en son nom ;
- un caractère personnel : les droits conférés par le diplôme à son titulaire sont extrapatrimoniaux et peuvent être analysés comme des droits de la personnalité ;
- un caractère intemporel : une fois délivré dans le respect des règles légales, le diplôme ne peut être retiré au récipiendaire et les droits qu'il lui confère sont imprescriptibles ;
- un caractère territorial : dans sa conception française, le diplôme possède un caractère national et confère les mêmes droits à tous ses titulaires.[11]

10. Pascal CAILLAUD, Le diplôme, Thèse de droit privé, Nantes, 2000, 615 p.
11. *Idem.*

Y A-T-IL DES SPÉCIFICITÉS POUR LES PROFESSIONS PARAMÉDICALES ?

Les diplômes du secteur sanitaire possèdent des caractéristiques propres :

- un diplôme est en relation avec un métier donné et un seul ;
- les diplômes s'inscrivent dans le cadre législatif et réglementaire qui précise les règles d'autorisation d'exercice des professions concernées ;
- pour les professions réglementées, il est nécessaire de posséder le diplôme pour exercer le métier ;
- l'exercice des métiers paramédicaux s'effectue en dérogation à l'exercice illégal de la médecine, dans le cadre de décrets autorisant des actes et précisant le champ de responsabilité ;
- le diplôme est considéré comme une garantie que la personne possède les connaissances et les savoir-faire nécessaires pour répondre à l'exigence de qualité des soins, garante de la sécurité du patient.

À ceci s'ajouteront, un jour sans doute, des nouveautés sur l'évaluation des pratiques professionnelles et, pourquoi pas, l'obligation de revalidation des compétences dans certains cas spécifiques, ce qui serait en phase avec les notions d'évaluation de la qualité et de formation tout au long de la vie.

LA VALIDATION DES ACQUIS DE L'EXPÉRIENCE (VAE) ET LES PROFESSIONS RÉGLEMENTÉES

LA VALIDATION DES ACQUIS DE L'EXPÉRIENCE CONCERNE TOUT LE MONDE

La loi n° 2002-73 du 17 janvier 2002 de modernisation sociale a posé le principe que toute personne engagée dans la vie active est en droit de faire valider les acquis de son expérience, notamment professionnelle, en vue de l'acquisition d'un diplôme.

La validation des acquis de l'expérience professionnelle (VAE) permet d'accéder aujourd'hui à trois diplômes du secteur sanitaire :

- aide-soignant ;
- auxiliaire de puériculture ;
- préparateur en pharmacie hospitalière.

Cette nouvelle voie d'accès génère cependant une problématique spécifique dans le domaine des professions de santé.

MAIS IL PEUT Y AVOIR DES EXCEPTIONS…

S'agissant de la profession d'infirmière, celle-ci est réglementée et soumise, pour son exercice, à la détention du diplôme d'État par le Code de la santé publique. La VAE ne saurait avoir pour conséquence la légalisation d'une expérience acquise en infraction aux règles d'autorisation d'exercice des professions et la négation de l'exigence de qualité, garante de la sécurité des patients. Cela signifie que l'expérience acquise par un individu dans ce champ ne peut être validée si elle est intervenue illégalement.

Des difficultés sont également liées aux dispositions du droit communautaire en ce qui concerne l'ouverture du diplôme d'État d'infirmier à la VAE. Cette voie rencontre ainsi sa limite par la double combinaison de la non-reconnaissance de l'exercice illégal en droit national, d'une part et par le respect de critères minimaux de formation de l'infirmier en soins généraux en droit européen, d'autre part.

… Qui obligent à envisager d'autres solutions

Ainsi, la mise en évidence des compétences attendues pour les infirmières, l'impossibilité juridique de positionner des personnes non diplômées sur le cœur de métier infirmier du fait de la réglementation et l'examen des directives sectorielles de l'Union européenne conduisent à rechercher une autre voie d'accès et de facilitation de l'entrée des aides-soignants dans la formation infirmière, en substitution à la voie par la VAE. Il faut donc agir par d'autres moyens, comme des « dispenses de scolarité », en utilisant des passerelles axées sur des temps de formation.

La libre circulation des infirmiers en Europe

La libre circulation des infirmiers en Europe est ancienne et soumise à des contraintes

La profession d'infirmier en soins généraux est soumise à la directive UE 2005-36 (reconnaissance des qualifications professionnelles)[12] qui reprend les exigences déjà admises de la directive sectorielle de 1977.

Ainsi, la libre circulation et la reconnaissance mutuelle des titres de formation notamment d'infirmier responsable des soins généraux, se fondent sur le principe de la reconnaissance automatique des titres de formation sur la base d'une coordination des conditions minimales de formation. L'accès à cette profession est subordonné à la possession d'un titre de formation déterminé, ce qui donne la garantie que l'intéressé a suivi une formation qui remplit les conditions minimales établies.

Des niveaux d'entrée en formation et des durées de formation

La circulation des infirmiers en Europe est soumise à l'obtention par les infirmiers du diplôme d'État français qui doit se conformer aux normes minimales demandées dans la directive.

12. Directive Européenne sur la reconnaissance des qualifications – JOCE du 30.9.2005

La directive précise les conditions en ces termes :

1. L'admission à la formation d'infirmier responsable de soins généraux suppose une formation scolaire générale de dix années sanctionnée par un diplôme, certificat ou autre titre délivré par les autorités ou organismes compétents d'un État membre ou par un certificat attestant la réussite à un examen d'admission, de niveau équivalent, aux écoles d'infirmiers.

2. La formation d'infirmier responsable de soins généraux est effectuée à temps plein et porte au moins sur le programme figurant à l'annexe V, point 5.2.1. Les listes de matières figurant à l'annexe V, point 5.2.1, peuvent être modifiées selon la procédure visée à l'article 58, paragraphe 2, en vue de leur adaptation au progrès scientifique et technique. Cette mise à jour ne peut comporter, pour aucun État membre, une modification des principes législatifs existants relatifs au régime des professions en ce qui concerne la formation et les conditions d'accès des personnes physiques.

3. La formation d'infirmier responsable de soins généraux comprend au moins trois années d'études ou 4 600 heures d'enseignement théorique et clinique, la durée de l'enseignement théorique représentant au moins un tiers et celle de l'enseignement clinique au moins la moitié de la durée minimale de la formation. Les États membres peuvent accorder des dispenses partielles à des personnes ayant acquis une partie de cette formation dans le cadre d'autres formations de niveau au moins équivalent. Les États membres veillent à ce que l'institution chargée de la formation d'infirmier soit responsable de la coordination entre l'enseignement théorique et clinique pour l'ensemble du programme d'études.

4. L'enseignement théorique se définit comme étant le volet de la formation d'infirmier par lequel les candidats infirmiers acquièrent les connaissances, la compréhension et les compétences professionnelles nécessaires pour organiser, dispenser et évaluer les soins globaux de santé. Cette formation est dispensée par le personnel enseignant en soins infirmiers ainsi que par d'autres personnes compétentes, dans les écoles d'infirmiers ainsi que dans d'autres établissements d'enseignement choisis par l'institution de formation.

5. L'enseignement clinique se définit comme étant le volet de la formation d'infirmier par lequel le candidat infirmier apprend, au sein d'une équipe, en contact direct avec un individu sain ou malade et/ou une collectivité, à organiser, dispenser et évaluer les soins infirmiers globaux requis à partir des connaissances et compétences acquises. Le candidat infirmier apprend non seulement à travailler en équipe, mais encore à diriger une équipe et à organiser les soins infirmiers globaux, y compris l'éducation de la santé pour des individus et des petits groupes au sein de l'institution de santé ou dans la collectivité.

Cet enseignement a lieu dans les hôpitaux et autres institutions de santé et dans la collectivité, sous la responsabilité des infirmiers enseignants et avec la coopération et l'assistance d'autres infirmiers qualifiés. D'autres personnels qualifiés peuvent être intégrés dans le processus d'enseignement. Les candidats infirmiers participent aux activités des services en cause dans la mesure où ces activités concourent à leur formation, en leur permettant d'apprendre à assumer les responsabilités qu'impliquent les soins infirmiers.

6. La formation d'infirmier responsable de soins généraux donne la garantie que l'intéressé a acquis les connaissances et les compétences suivantes :

- connaissance adéquate des sciences qui sont à la base des soins généraux, y compris une connaissance suffisante de l'organisme, des fonctions physiologiques et du comportement des personnes en bonne santé et des personnes malades, ainsi que des relations existant entre l'état de santé et l'environnement physique et social de l'être humain ;
- connaissance adéquate de la nature et de l'éthique de la profession et des principes généraux concernant la santé et les soins ;
- expérience clinique adéquate. Celle-ci, qu'il convient de choisir pour sa valeur formatrice, doit être acquise sous le contrôle d'un personnel infirmier qualifié, et dans des lieux où l'importance du personnel qualifié et l'équipement sont appropriés aux soins infirmiers à dispenser au malade ;
- capacité de participer à la formation pratique du personnel sanitaire et expérience de la collaboration avec ce personnel ;
- expérience de la collaboration avec d'autres professionnels du secteur sanitaire.

LES ÉVOLUTIONS DE LA CERTIFICATION PROFESSIONNELLE

Le mouvement de formalisation des diplômes a pris en France une forme officielle lors de la promulgation de la loi du 17 janvier 2002[13] qui a créé le Répertoire national des certifications professionnelles (RNCP) dans lequel les diplômes sont classés par domaine d'activité et par niveau. La Commission nationale de certification professionnelle (CNCP[14]) a pour rôle de décider de l'introduction des diplômes et des titres dans le répertoire lorsque l'État n'est pas le certificateur : « *Il est créé un répertoire national des certifications professionnelles. Les diplômes et les titres à finalité professionnelle y sont classés par domaine d'activité et par niveau (...) Les diplômes et titres à finalité professionnelle, ainsi que les certificats de qualification figurant sur une liste établie par la commission paritaire nationale de l'emploi d'une branche professionnelle, peuvent y être enregistrés, par arrêté du Premier ministre, à la demande des organismes les ayant créés et après avis de la Commission nationale de la certification professionnelle. (...) Ceux qui sont délivrés au nom de l'État et créés après avis d'instances consultatives associant les organisations représentatives d'employeurs et de salariés sont enregistrés de droit dans ce répertoire.* »

LES DIPLÔMES EN FRANCE SONT CLASSÉS SELON DEUX GRILLES

Dans le cas du diplôme d'État d'infirmier, le ministère chargé de la santé est certificateur. Ce diplôme est donc introduit directement dans le répertoire national et le ministère lui attribue un niveau d'I à V dans la nomenclature de 1969.

---

13. Loi n° 2002-73 du 17 janvier 2002 de modernisation sociale, JO du 18 janvier 2002.
14. www.cncp.gouv.fr

En effet, les diplômes sont organisés en France selon deux systèmes de classification : l'un utilisé pour les titres et diplômes délivrés par l'Éducation nationale se base sur la durée des études (nomenclature de 1967), l'autre utilisé par l'ensemble des autres certificateurs, dont le ministère chargé de la santé, se base, en sus de la nature des savoirs, sur l'expertise et l'autonomie professionnelles (nomenclature de 1969).

Un cadre européen de certification se met en place

Par ailleurs, la déclaration de Copenhague adoptée en 2002 par les ministres de l'Éducation des 31 pays et la Commission européenne a engagé les signataires à renforcer la coopération dans le domaine de l'enseignement supérieur et la formation professionnelle. Le processus de Copenhague vise notamment à mettre au point un cadre unique pour la transparence des compétences et des qualifications, à élaborer un système de transfert d'unités capitalisables pour l'évaluation de la formation professionnelle (EFP) : les ECVETS, et à définir des principes et de critères de qualité communs en matière d'évaluation des formations professionnelles.

Les pays travaillent à une harmonisation de leur système de classification

Le Parlement européen a donc, dans cette ligne, adopté, en 2008, une recommandation sur un nouveau mode de classement des certifications : le « cadre européen des certifications pour l'éducation et la formation tout au long de la vie (CEC)[15] ». Cette classification à huit niveaux est basée sur un croisement de plusieurs paramètres décrivant ce que l'étudiant sait, ce qu'il comprend et ce qu'il est capable de faire : savoirs théoriques, aptitudes cognitives (pensée logique, intuitive, créative) et pratiques (dextérité, utilisation de méthodes, matériels, outils instruments), et compétences entendues ici comme prise de responsabilité et autonomie.

Ce système de niveaux de référence s'écarte donc de l'approche traditionnelle qui mettait l'accent sur les moyens mis en œuvre pour acquérir des connaissances comme la durée de la formation et le type d'institutions, pour examiner les résultats produits chez les personnes formées. Les huit niveaux couvrent l'éventail des certifications délivrées de la fin de l'enseignement obligatoire, jusqu'aux niveaux les plus élevés de l'enseignement universitaire et de la formation professionnelle.

Chacun des huit niveaux est assorti de descripteurs (savoirs, aptitudes, compétences) indiquant quels sont les acquis de l'éducation et de la formation attendus. Une correspondance est établie avec les certifications de l'espace européen de l'enseignement supérieur qui a ses propres descripteurs (les « descripteurs de Dublin »).

Il est demandé aux pays de l'Union européenne d'établir des correspondances entre leurs systèmes de certification et ce nouveau cadre d'ici 2010, et de faire en sorte qu'en 2012 les inscriptions de certificats fassent mention, en sus des niveaux nationaux, de la correspondance européenne.

15. Recommandation du Parlement européen et du Conseil, du 23 avril 2008, établissant le cadre européen des certifications pour l'éducation et la formation tout au long de la vie.

Le processus de Bologne

La mise en œuvre du processus de Bologne est l'occasion d'organiser une convergence des formations au niveau européen et de passer du droit à exercer un métier en Europe une fois le diplôme obtenu dans son propre pays à un droit à poursuivre son cursus d'études dans un autre pays de l'Union.

Les objectifs du processus de Bologne

Il s'agit de :

- se situer dans le mouvement de transparence des qualifications, de comparabilité, de lisibilité mutuelle ;
- faciliter et encourager la mobilité des étudiants entre pays de l'Union Européenne ;
- faciliter et encourager la mobilité des formateurs ;
- développer les échanges, les expériences et les pratiques ;
- favoriser les coopérations entre établissements de formation et universités ;
- développer une culture partagée d'évaluation de la qualité des formations.

Les apports du processus de Bologne analysés dans un rapport

La mise en œuvre du processus de Bologne pour les professionnels de santé représenterait l'occasion de revisiter le contenu et les méthodes de formation des professionnels avec pour objectifs :

- l'amélioration de la qualité de l'enseignement et du contenu des formations ;
- le partage entre professionnels de différentes filières d'un certain nombre d'enseignements notamment en économie, éthique et sciences humaines, afin qu'ils acquièrent un langage et une culture communs ;
- le décloisonnement des différentes filières d'études médicales et paramédicales en permettant l'instauration de passerelles grâce à la validation des crédits ECTS (*European credits transfer system*) ;
- la sensibilisation des professionnels à la recherche documentaire et à l'analyse de publications ;
- la conception de formations de niveau supérieur (masters 1 ou 2) permettant aux professionnels d'évoluer vers des compétences plus étendues en matière de soins et de pratiques de santé publique et d'accéder ainsi à de nouveaux métiers ;
- la possibilité pour les professionnels de santé de s'engager, avec la mise en place d'un doctorat, dans un parcours d'enseignement et de recherche en soins, et par là même le développement en France d'une recherche clinique actuellement quasi inexistante ;
- l'ouverture, enfin, du dispositif de formation sur l'espace européen et la facilitation des échanges dès la formation initiale.

> Extrait de : Évaluation de l'impact du dispositif LMD sur les formations et le statut des professions paramédicales, rapport des inspections : Inspection générale des affaires sociales, Inspection générale de l'administration de l'Éducation nationale et de la recherche. A. MORELLE, J. VEYRET, G. LESAGE, membres de l'Inspection générale des affaires sociales, membres de l'Inspection générale de l'administration de l'Éducation nationale et de la recherche, octobre 2008.

La prise en compte de la charge de travail des étudiants : les ECTS

D'ici à 2010, les pays signataires de la déclaration de Bologne se sont engagés à adopter un système de diplômes lisibles et comparables (supplément au diplôme), fondé sur un cursus unifié (appelé en France le système LMD, soit : licence, master, doctorat) et facilitant la mobilité par la mise en place d'un système de crédits européens (*European credits transfer system* ou ECTS) permettant transférabilité et accumulation.

La méthodologie proposée par l'attribution d'ECTS donne aux établissements les instruments appropriés pour établir la transparence et faciliter la reconnaissance académique.

Les principes qui président à l'affectation des crédits sont :

- 1 an = 60 crédits ECTS. Un parcours « type » doit permettre d'acquérir 30 crédits en 1 semestre ;
- 1 ECTS = 1 unité de charge de travail de l'étudiant (25 à 30 heures de travail). La charge de travail de l'étudiant prend en compte toutes les activités d'enseignement : cours, séminaires, stages, mémoire, travail personnel… et toutes les formes d'enseignement : présentiel, ouvert, à distance, en ligne.

Le nombre de crédits affectés à chaque domaine de compétences et au domaine de formation correspondant correspond à la charge de travail nécessaire à l'étudiant pour atteindre les compétences visées dans le domaine (*learning outcomes* ou résultats d'apprentissage).

Les éléments de la charge de travail étudiée pour atteindre les compétences visées dans le diplôme infirmier conduisent à l'attribution de 180 ECTS.

4 Comparaisons internationales

Des contextes différents dont il faut mesurer les contours

Les comparaisons internationales restent difficiles

Malgré une première impression de simplicité, il est relativement difficile d'établir des comparaisons internationales fines sur la formation des infirmiers. En effet, les modalités et contenus de formation des infirmiers sont à mettre en perspective avec les systèmes de santé des pays, les contextes et les modes d'organisation de la prise en charge des personnes ainsi que les modalités d'exercice dans lesquels œuvrent l'ensemble des professionnels de santé et spécifiquement les paramédicaux dans chacun de ces pays. Les montages juridiques et pédagogiques dans lesquels sont inscrites les formations des infirmiers sont loin d'être similaires et ne permettent pas toujours une comparaison vraiment complète.

Ainsi les nombreuses études comparatives qui sont réalisées périodiquement ne prennent souvent en compte que quelques critères, qui ne donnent pas toujours une représentation bien claire des résultats, et surtout n'en permettent pas une utilisation sans croisement avec des éléments de contexte.

L'exercice infirmier n'est pas partout identique

Il faut admettre que tous les infirmiers au monde ne font pas tout à fait le même type d'activité. Dans de nombreux pays, les infirmiers ont davantage centré leur activité sur ce qu'en France nous avons tendance à considérer voire classer comme des activités sociales et éducatives confiées à d'autres professionnels. L'infirmier en France a certes la charge de ce type d'activité, mais il est surtout historiquement concentré sur des activités liées au monde médical[16] (voir à ce sujet le chapitre précédent).

16. La rupture entre les infirmiers et les assistantes sociales en France date de 1938 et symbolise l'écart entre les deux types de prise en charge. Voir à ce sujet les nombreux écrits de René Magnon (dont : *Les infirmières, identité spécificité*. Masson, Paris, 2006.

On peut penser d'ailleurs que ce parcours entre les deux champs du métier : celui de la prise en charge du somatique, et celui qui a trait à la psyché, est justement au cœur du métier infirmier qui est de travailler sur la mise en lien, sur la relation et l'intégration de ces différentes parties de l'humain en la personne soignée.

C'est ainsi que l'aspect lié à la santé communautaire et à l'éducation du citoyen est souvent plus développé dans d'autres pays, en particulier dans tout le monde anglo-saxon où les infirmiers jouent à ce niveau un rôle très reconnu. Ceci devrait évoluer en France à la faveur de la demande qui se transforme. On en voit les prémices dans les travaux sur la loi « Hôpital, Patient, Santé, Territoire » qui doit être votée courant 2009. Reste néanmoins qu'il s'agit là d'une ligne de démarcation sensible, dont l'ancrage est culturel et qui divise encore au sein des débats entre professionnels.

Le champ d'activités des professions diffère souvent d'un pays à l'autre

Par ailleurs, l'organisation des professions et la répartition des activités touchant à la santé est loin d'être identique dans tous les pays. Ainsi les fonctions d'aide professionnel au métier infirmier, comme les aides-soignants, auxiliaires de puériculture, ou aides médico-psychologiques n'existent pas partout, ou sur des modes différents. Les débats sur ce sujet par exemple en Belgique montrent bien comment l'évolution voulue par certains en introduisant le métier d'aide-soignant modifierait la répartition du travail au sein de l'équipe soignante et donc le rôle et la fonction infirmière dans ce pays.

L'infirmière en France est autorisée à réaliser des actes médicaux très techniques comme l'installation de perfusions, la pose de transfusions sanguines, etc. ce qui n'est pas le cas en Europe ou ailleurs dans le monde. Ainsi, par exemple, pour ces raisons de nature technique, les infirmiers libanais, à qui une licence en soins infirmiers de très bon niveau est délivrée dans des facultés de sciences infirmières, se voient contraints de rajouter des modules de formation pour obtenir, en sus de la licence, le diplôme d'État français d'infirmier délivré par la faculté Saint-Joseph de Beyrouth.

On débouche ici sur un sujet délicat qui est celui de la nature des savoirs, de type universitaire et de type professionnel, et de leur complémentarité pour un exercice qui nécessite de bien comprendre les liaisons entre la science, la technique, et leurs applications pratiques sur le corps humain.

Par ailleurs, la façon dont les autres professions de santé naissent et se construisent en augmentant progressivement le champ de leurs activités et en développant des expertises ciblées a un impact direct sur le rôle infirmier. En effet, le nombre et les catégories de ces professions de santé ne sont pas non plus identiques d'un pays à l'autre : les activités du physiothérapeute des pays anglo-saxons ne sont pas tout à fait identiques à celle du masseur kinésithérapeute ; la puéricultrice peut dans certains pays ne pas avoir été infirmière ; l'infirmière peut aussi être « accoucheuse » etc. Il est donc impératif, pour établir des comparaisons approfondies, de connaître aussi la répartition des activités soignantes dans chaque pays.

Dans tous les cas, néanmoins, la profession d'infirmière demeure généraliste et développe son expertise dans le domaine de l'analyse globale des problèmes de santé, dans la capacité à établir des synthèses et des jugements cliniques à partir de connaissances larges, et dans les compétences de relation, de communication, et de coordination.

Les infirmiers et infirmières de tous les pays souhaitent de plus en plus se construire une culture commune et se rencontrent fréquemment pour faire avancer leur profession. Ils souhaitent ainsi prouver et montrer leur influence réelle sur la santé des hommes et des populations.

UNE VOLONTÉ D'HARMONISATION

DES SCHÉMAS DE FORMATION QUI MALGRÉ TOUT SE RESSEMBLENT

Malgré, ou plutôt avec ces différences, les schémas de formation se ressemblent dans tous les pays du monde. Les infirmiers sont souvent formés en trois ans. Dans l'Europe c'est une obligation, ailleurs c'est un schéma adopté. En revanche, il existe dans plusieurs pays deux niveaux de formation : un niveau postsecondaire qui permet aux étudiants, s'ils le souhaitent, de poursuivre des études universitaires et d'obtenir des postes élevés, et un niveau plus accessible à un public qui n'a pas accès au parcours universitaire. C'est le cas en Belgique ou au Québec, pour ne prendre que des exemples en pays francophones.

QUELQUES ÉLÉMENTS DE COMPARAISON EN EUROPE

Dans le tableau ci-dessous extrait du rapport des inspections fait en 2008, on peut voir quelques aspects dont des similitudes, sachant qu'il s'agit ici des pays qui fonctionnent dans le cadre contraint par la directive européenne 2005-36.

Panorama de la formation des infirmières en Europe[17]

Pays	Établissement de formation	Durée des études	Crédits	Théorie/ pratique	Diplôme	Spécialisa-tions
Suède	Université ou établissements d'études supé-rieures	3 ans	180 ECTS	90 ECTS / 90 ECTS	Bachelor of science in nursing	Maîtrise : 60 ECTS Master : ECTS ECTS
Norvège	Université ou établissements d'études supé-rieures	3 ans	180 ECTS	90 ECTS / 90 ECTS	Bachelor en nursing	Master : 120 ECTS Spécialité médicale ou administra-tion

17. Rapport IGAS, RM2008-081P / IGAENR 2008-068.

Pays	Établissement de formation	Durée des études	Crédits	Théorie/ pratique	Diplôme	Spécialisations
Danemark	Écoles rattachées à l'université	3,5 ans	210 ECTS	120 ECTS / 90 ECTS	Bachelor	oui
Pologne	Université	3 ans	180 ECTS	90 ECTS / 90 ECTS	Licence	22 spécialités
Bulgarie	Université	4 ans	4 600 heures	Minimum théorique : 1 860 h	Licence professionnelle	
Espagne	Université	Passage de 3 à 4 ans	240 ECTS	Moitié/ moitié	Bachelor	Sage-femme, psychiatrie, santé primaire, pédiatrie…
Portugal	Université	4 ans	4 600 heures	2 000 heure/ 2 600 heures	Bachelor	
Italie	Université	3 ans	180 ECTS	Moitié/moitié	Diplôme d'infirmier	Masters 1er et 2e niveaux / Doctorat
Allemagne	Écoles	3 ans	4 600 heures	1 600 h/ 3 000 h	Diplôme d'état d'infirmière	Infirmière spécialisée
Belgique	Université ou enseignement secondaire	2 775 heures		1 260 h/ 1 515 h	*Bachelor en art infirmier *Brevet	Masters en sciences infirmières ou en gestion hospitalière
Grande-Bretagne	Université ou écoles supérieures (3 types de qualification)	Degree : 4 ans Assoc D : 2 à 3 ans Diploma : 2 à 3 ans		50/50	*Degree (Bachelor) *Associates Degree *Diploma (VAE)	*spécialisation dès la première année (pédiatrie, santé mentale…) *compétences supplémentaires après le Bachelor
Pays-Bas	Université (recrutement fin 1re ou Baccalauréat)	Bachelor : 4 ans MBO : 2,5 à 3 ans	6 720 h	4 260 h /2 460 h	Université (Bachelor) Lycées pro (MBO)	Masters : *Nursing practitioner* Management Recherche
France	Écoles	3 ans et 3 mois	4 760 h	2 240 h/ 2 460 h	Diplôme d'État infirmier	*Infirmière spécialisée *Cadre de santé

Quelques éléments de comparaison au Québec

La comparaison des heures de formation entre le programme français et les programmes québécois (travaux à l'initiative de l'Ordre des infirmières et infirmiers du Québec) permet une approche que l'étude des contenus de formation confirme : les exigences en connaissances de base sont très élevées au Québec. Les étudiants ont un double cheminement : soit par le « diplôme d'études collégiales » en « sciences, lettres et art » qui les préparent à travers des enseignements généraux à recevoir des contenus plus strictement infirmiers, soit ils attestent d'un niveau postsecondaire plus élevé leur permettant de s'inscrire dans un cursus de « baccalauréat en sciences infirmières ». Au total, l'acquisition de savoirs fondamentaux est importante, et exigée pour ceux qui poursuivent jusqu'au baccalauréat (correspondant à un niveau de licence en France).

De nombreux travaux communs se font jour en Europe

D'autres travaux européens enrichissent la réflexion, qu'il s'agisse du « projet Leonardo »[18] mené avec le soutien de la Commission européenne par le CRESI qui a rendu ses travaux fin 2008 et qui peut-être se poursuivra, ou encore du travail mené dans le groupe « Tuning ». Tous ces travaux tendent à une harmonisation de l'écriture des référentiels de compétences et de formation des infirmiers en Europe, tout en gardant certaines spécificités par pays.

18. Référentiel européen de compétences en soins infirmiers, projet pilote Leonardo da Vinci, du groupe CRESI, cordonné par la Haute École de Namur, Belgique, 2006-2008.

II L'élaboration d'une nouvelle formation pour répondre à de nouveaux besoins

Cette partie présente le nouveau diplôme et son processus d'élaboration.

Tout d'abord, les finalités de ce nouveau cursus sont clairement affirmées : il s'agit de conjuguer finalité professionnelle et acquisition de compétences avec la possibilité pour les étudiants de poursuivre un parcours universitaire.

Il est ensuite expliqué en quoi le nouveau mode de construction du diplôme et de la formation permet de répondre à ces enjeux.

Après une définition du diplôme et de la compétence, les points clés de la construction pédagogique sont présentés. Celle-ci s'est appuyée sur des situations professionnelles clés, emblématiques du métier d'infirmier. Cette approche permet d'aborder les connaissances en lien avec des situations qui leur donnent du sens, et ainsi de les acquérir plus facilement. Cela permet également de placer l'étudiant dans certaines situations et de lui permettre de mobiliser ses ressources, ses savoirs, dans une action.

Cette démarche pédagogique par situations correspond à une certaine vision de l'apprentissage, qui ne repose pas uniquement sur un processus linéaire *assimilation des connaissances-application,* mais également sur un processus d'acquisition à travers l'expérience : *compréhension et analyse des situations rencontrées-conceptualisation-adaptation à de nouvelles situations.*

Les unités d'enseignement constitutives de la formation ont été construites dans ce sens, avec des unités portant sur les savoirs associés aux compétences, et des unités d'intégration portant sur les situations professionnelles. Les savoirs transverses et fondamentaux, sans lien direct avec les compétences, sont également présents.

Cette approche doit permettre aux étudiants l'acquisition de compétences, mais elle nécessite de réunir certaines conditions pour que le processus réussisse :

- aborder les savoirs en interrelation les uns avec les autres ;
- développer une pédagogie adaptée au sein de l'unité d'intégration ;
- accompagner l'étudiant dans la réalisation d'actions en autonomie au cours des stages ;
- analyser en institut de formation les situations rencontrées en stage.

Ces différentes conditions de réussite sont décrites.

En outre, la méthode d'évaluation doit être cohérente avec cette approche, et ce point est également explicité.

Enfin, il est expliqué en quoi le nouveau cursus de formation permet d'entrer dans le cadre du système licence-master-doctorat[1] (LMD).

Le deuxième chapitre décrit les différents référentiels constitutifs du diplôme et la méthode d'élaboration de chacun d'entre eux : référentiel d'activités, référentiel de compétences, référentiel d'évaluation, référentiel de formation.

Les points clés du référentiel de compétences, cœur du diplôme, sont présentés et il est expliqué comment les critères d'évaluation permettent de définir le niveau d'exigence pour la validation finale.

Les différentes unités d'enseignement sont présentées au regard de chaque compétence.

Le dernier chapitre porte sur les apports du processus de construction de la nouvelle formation, pour les étudiants, pour les futurs professionnels, pour les formateurs et pour les managers de terrain.

1. Les trois niveaux de formation de l'enseignement supérieur.

5 Un nouveau diplôme pour une nouvelle approche de la formation infirmière

Demain, des infirmier(e)s mieux préparés à la vie professionnelle et en capacité de poursuivre un cursus universitaire

Mieux préparer à l'exercice du métier

Compte tenu des enjeux de qualité des soins, la finalité professionnelle du diplôme est affirmée, ainsi que la volonté de construire une formation qui permette l'acquisition des compétences attendues.

En effet, les jeunes infirmiers et infirmières titulaires du diplôme se trouvent d'emblée confrontés à un ensemble de situations de soins complexes à leur entrée dans le métier. Actuellement, ils rencontrent parfois des difficultés à affronter et résoudre ces situations, dans un contexte où ils sont souvent seuls à devoir déterminer le comportement à adopter.

La construction du nouveau diplôme doit permettre de mieux préparer à l'exercice du métier et de développer chez l'étudiant des savoirs, des savoir-faire et une pratique réflexive qui lui permettent d'agir dans des situations professionnelles nouvelles.

Offrir la possibilité de poursuivre un cursus universitaire

Cette finalité professionnelle est à conjuguer avec deux autres exigences, d'une part la compatibilité avec le système universitaire et la possibilité pour les étudiants de poursuivre un cursus dans ce système, d'autre part la préparation des étudiants pour qu'ils soient en capacité de répondre à de nombreuses évolutions tout au long de leur vie professionnelle.

Comment répondre à cette double exigence

Les choix méthodologiques doivent permettre de répondre à ces différents objectifs.

Tout d'abord l'ancrage de la formation à partir d'un référentiel de compétences relié aux différents exercices du métier et prenant en compte les évolutions des besoins en santé[2] est essentiel.

La finalité de la formation est de « construire » les compétences de l'étudiant en s'appuyant d'une part sur des stages optimisés et mieux outillés et d'autre part sur des unités d'enseignement permettant l'intégration des différents savoirs et leur mobilisation en situation professionnelle.

Dans le même sens, le référentiel de formation prend en compte la nécessité de développer le raisonnement clinique de l'infirmier et sa capacité d'analyse dans une approche interdisciplinaire afin de lui permettre de se confronter à des situations nouvelles et évolutives et de continuer à développer ses compétences.

Le développement de cette capacité d'analyse, essentielle pour répondre à la finalité professionnelle, doit également permettre à l'étudiant d'aborder une éventuelle poursuite de cursus (spécialisation, évolution dans un contexte de transfert de compétences, poursuite d'études universitaires etc.). Par ailleurs, des savoirs non directement reliés aux compétences, tels que l'anglais, sont pris en compte.

Un nouveau mode de construction du diplôme à partir des compétences

Les caractéristiques du diplôme

La méthode choisie s'appuie sur une référence aux compétences attendues aujourd'hui et demain. Dans ce sens, le diplôme est défini ainsi :

« *Le diplôme certifie que son titulaire possède les compétences décrites dans le référentiel de certification, à un niveau d'exigence défini. Le diplôme à finalité professionnelle porte sur des compétences professionnelles, définies en relation avec les activités professionnelles du métier ciblé.* »

Comme le montre le schéma ci-dessous, il est défini par le référentiel de certification qui comporte :

- un référentiel de compétences structuré, ce référentiel ayant été défini à partir d'un référentiel d'activités du métier ;
- les critères d'évaluation de ces compétences : ils fixent le niveau d'exigence, quelle que soit la voie d'accès au diplôme ;
- les modalités d'évaluation et de validation selon les voies d'accès au diplôme.

2. Notamment à partir des études prospectives menées par le ministère.

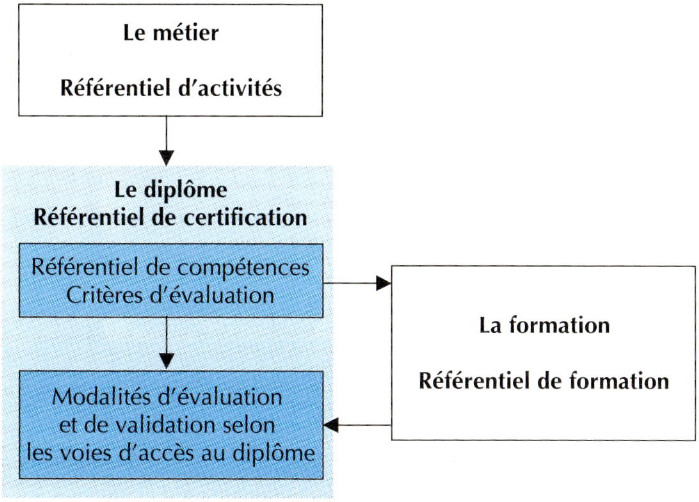

Cette définition du diplôme induit un positionnement de la formation centré sur l'approche des compétences : elle doit permettre aux personnes formées d'acquérir et de développer des compétences. Ce sont ces compétences qui seront évaluées et validées pour la délivrance du diplôme.

Différentes voies d'accès sont évoquées. En effet, pour d'autres diplômes paramédicaux, la validation des acquis de l'expérience (VAE) est une des voies d'accès. Les modalités d'évaluation peuvent être adaptées à ces différentes voies (par exemple : dossier et entretien pour la VAE, écrits, mises en situation, évaluation de stage pour la formation initiale, etc.). Dans ce cas, si les modalités diffèrent, les critères d'évaluation demeurent identiques, ce qui confère le même niveau d'exigence à ces différentes voies.

Les caractéristiques de la compétence

La compétence est « la maîtrise d'un savoir-faire opérationnel relatif aux activités d'une situation déterminée, requérant des connaissances et des comportements. Elle est inséparable de l'action et ne peut être appréhendée qu'au travers de l'activité »[3].

Le schéma ci-dessous permet d'appréhender certaines caractéristiques de la compétence :

- elle fait appel à différentes ressources : savoirs théoriques, pratiques, méthodologiques, relationnels et sociaux (comportements), etc. ;
- la compétence est liée aux situations dans lesquelles elle s'exerce ;
- les connaissances (savoirs théoriques, méthodologiques, pratiques) sont associées à la compétence. Elles représentent une ressource dans la mesure où la personne est en capacité de les mobiliser.

3. Définition issue du répertoire des métiers de la FPH.

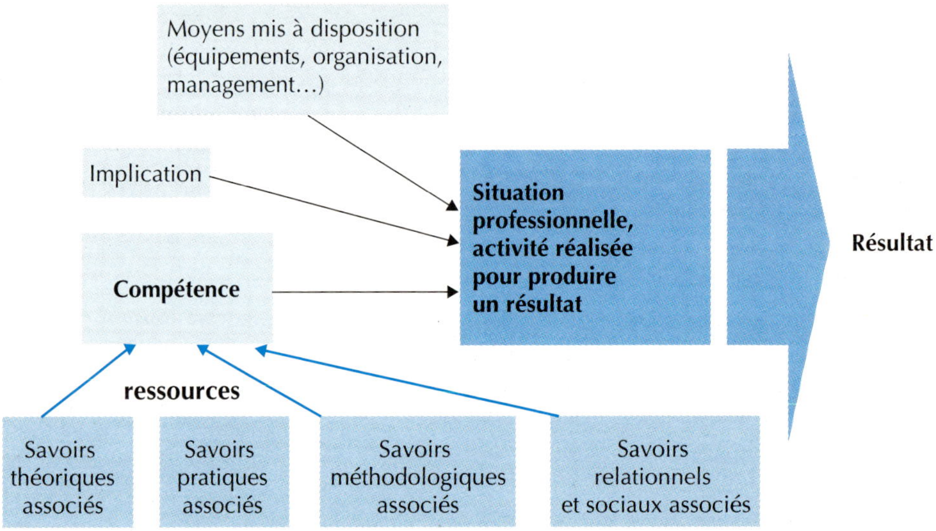

Pour agir en situation, la personne devra faire appel aux bonnes ressources, les combiner de manière efficace et les utiliser à bon escient. Cependant, le schéma montre que le résultat de l'action en situation ne dépend pas uniquement de la compétence : d'autres éléments entrent en jeu, tels que les moyens mis à disposition ou l'implication.

Une construction pédagogique qui permette réellement l'acquisition de compétences

La formation doit permettre à la personne formée de développer des compétences, c'est-à-dire de mener à bien des activités dans des situations professionnelles déterminées, en obtenant le résultat requis.

Bien entendu, les compétences acquises par la formation correspondent au niveau du débutant dans le métier.

Un enseignement articulé autour de situations clés

Pour permettre l'acquisition des compétences, la construction pédagogique s'articule autour de situations professionnelles clés.

En effet, l'étudiant doit, à la fin de sa formation, être capable d'agir dans des situations professionnelles données (au niveau débutant dans le métier). Il s'agit donc de lui permettre, au cours de sa formation, de mobiliser ses différents savoirs dans des situations professionnelles (réelles et simulées) différentes, avec une progression dans la mise en œuvre.

Cette nouvelle approche permet également d'aborder les *connaissances*, non pas de manière additive et linéaire, mais dans leurs *interrelations au regard de situations qui leur donnent du sens*. Il s'agit d'abandonner « l'empilement de savoirs » vite oubliés.

« L'approche par compétences amène (...) à s'attacher à un petit nombre de situations fortes et fécondes, qui produisent des apprentissages et tournent autour des savoirs importants. (...) L'idéal serait d'accorder plus de temps à un petit nombre de situations complexes, plutôt que d'aborder un grand nombre de sujets à travers lesquels on doit avancer rapidement pour tourner la dernière page du manuel, le dernier jour de l'année scolaire... »[4].

Cette démarche d'enseignement par situations ou par problèmes correspond à une vision modernisée de l'apprentissage. Les pédagogues[4] pensent, en effet, qu'elle est plus favorable pour retenir des contenus de formation qui sont ainsi ancrés concrètement dès le début du cursus. L'étudiant sera mis très tôt dans un processus de recherche d'informations, de manipulation de connaissances ou de ressources, et son rôle d'acteur devrait être ici plus lisible et valorisé.

Pour permettre cette construction pédagogique, l'élaboration du référentiel de formation a nécessité un travail approfondi de description et d'étude de *situations clés* (dites « emblématiques » car riches en enseignement) correspondant à l'apprentissage de chacune des compétences. En effet, même si le professionnel mobilise l'ensemble des compétences au travail, l'apprentissage se fait progressivement, en ajoutant, par couches successives et en spirale, des savoirs appris lors de l'étude des diverses situations.

À la suite de la description de ces situations clés, a été établie une liste des problèmes de santé devant lesquels tout infirmier devra avoir été placé durant sa formation, et une énumération des actes et des techniques de soins contribuant au diagnostic ou à la thérapeutique qui seront étudiés obligatoirement. Ces éléments sont introduits dans les contenus des unités d'enseignement et dans le portfolio de l'étudiant. Ils se situent dans le cadre du rôle infirmier défini dans les textes officiels, et donnent un cadre minimal à l'enseignement, les instituts de formation pouvant aller au-delà, selon les problématiques de santé régionales par exemple.

Un processus d'apprentissage sur trois paliers : comprendre, faire et transposer

De fait, différents modes d'apprentissage, correspondant à différentes manières d'apprendre, peuvent être combinés pour permettre *in fine* l'acquisition de compétences.

4. Perrenoud Ph. La transposition didactique à partir des pratiques : des savoirs aux compétences. *Revue des sciences de l'éducation* (Montréal). 1998, XXIV(3):487-514.
Dury C. Une approche par les compétences pour l'apprentissage des soins infirmiers, analyse des pratiques des enseignants. *Recherche en soins infirmiers*, 2003, 73:4-40.
Roegiers X. *Une pédagogie de l'intégration : compétences et intégration des acquis dans l'enseignement*. 2000, Bruxelles, De Boeck.
Schön D. *Le praticien réflexif. À la recherche du savoir caché dans l'agir professionnel*. 1999, Montréal, Logiques.

Les deux processus schématisés ci-dessous montrent des articulations possibles entre les apprentissages et les situations professionnelles clés.

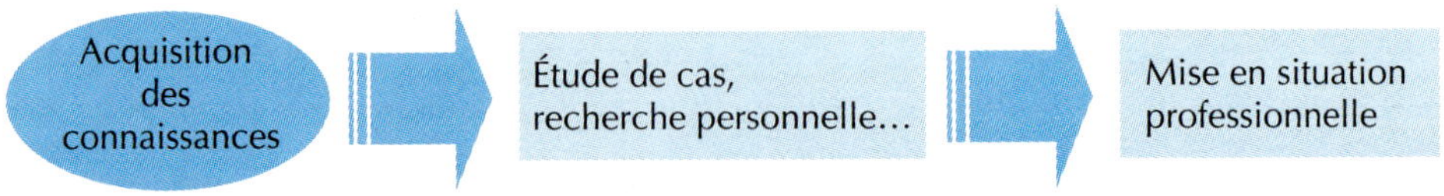

Processus d'apprentissage 1 :
« Assimilation des connaissances/organisation de l'information/application »

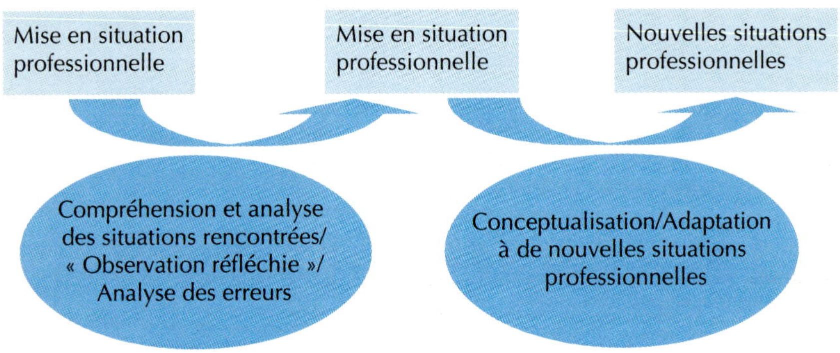

Processus d'apprentissage 2 :
« Apprentissage par l'expérience à partir de situations concrètes »

Il a été choisi de combiner ces deux modes d'apprentissage, afin de faciliter la réussite des étudiants, certains pouvant être plus à l'aise dans un mode ou un autre.

La construction pédagogique s'appuie donc sur une alternance entre l'acquisition des connaissances et des savoir-faire associés aux situations, la mobilisation de ces connaissances et savoir-faire en situation et l'analyse des situations vécues afin de développer la maîtrise des concepts.

Trois paliers d'apprentissage ont été identifiés pour acquérir les compétences liées à une situation donnée :

- *comprendre* : l'étudiant acquiert les savoirs nécessaires à la compréhension de la situation et du résultat attendu ;
- *faire* : l'étudiant mobilise ses savoirs en situation et acquiert la capacité à agir et à apprécier le résultat de son action ;
- *transposer* : l'étudiant transpose ses acquis dans de nouvelles situations, ce qui lui permet de conceptualiser et d'acquérir la capacité à s'adapter à d'autres situations encore inconnues.

En effet, le propre du métier d'infirmier(e) est la capacité de réagir de manière pertinente dans des contextes mouvants – et donc dans des situations nouvelles – du fait même de la confrontation avec l'humain.

DES UNITÉS D'ENSEIGNEMENT EN COHÉRENCE AVEC CE PROCESSUS

Ces trois paliers ont conduit à proposer *trois types d'unités d'enseignement* (UE) :

- des UE portant sur les différents domaines de *savoirs*, permettant aux étudiants d'acquérir les connaissances et les savoir-faire nécessaires pour comprendre les situations professionnelles. Ces UE portent d'une part sur des savoirs dits « contributifs », et d'autre part sur des savoirs plus proprement infirmiers ;
- des unités « *d'intégration* » portant sur l'étude de situations, la « mise en situation », l'analyse de situations vécues en stage et la transposition à de nouvelles situations ;
- des unités de *méthodologie* et d'*anglais* permettant de développer différentes méthodes de travail et d'acquérir des « savoirs transverses », qui ne sont pas directement liés à des situations professionnelles.

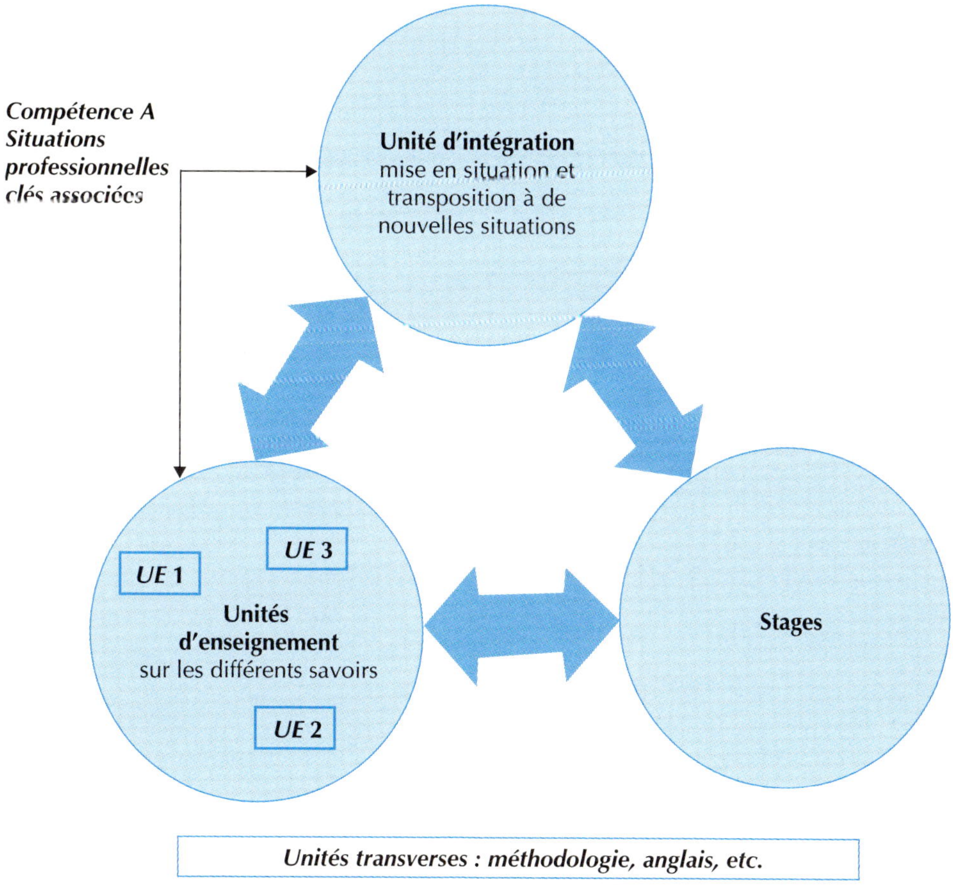

Les contenus de formation et UE sont donc, dans le référentiel proposé, reliés de manière explicite et formelle aux compétences attendues d'un professionnel, hors les unités transverses de méthodologie. Ainsi, les objectifs pédagogiques et les critères d'évaluation des UE sont-ils bâtis en référence au référentiel de certification.

Pour chaque compétence devant être acquise par le diplôme, sont définies les UE associées, selon un tableau de croisement entre compétences et UE[5].

Les conditions de réussite de cette nouvelle approche pédagogique

La mise en relation des savoirs au-delà de leurs liens avec les compétences

Les savoirs sont abordés *dans leurs interrelations* et articulés autour de situations professionnelles afin de permettre la mobilisation des compétences pour comprendre, agir et transposer.

Il ne s'agit pas d'un « découpage linéaire », du type :

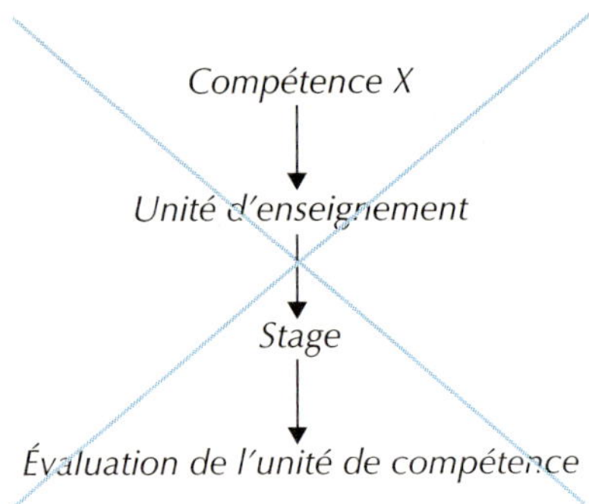

Les différentes UE doivent être abordées en relation les unes avec les autres : certaines sont des prérequis pour d'autres, certaines sont à coordonner, des savoirs abordés précédemment peuvent être repris et réinvestis dans d'autres unités.

Les modalités pédagogiques de l'unité « d'intégration »

L'unité d'intégration doit permettre à l'étudiant de mobiliser les savoirs et savoir-faire en situation, ce qui implique de le placer dans une démarche active : confronté à une situation ou une étude de cas, il doit rechercher des informations, expérimenter, rechercher des solutions, etc.

Différentes modalités sont possibles et peuvent être combinées :

- mise en situation simulée/débriefing formateur et étudiants ;

5. *Cf.* le tableau de croisement entre UE et compétences, p. 61 et suivantes.

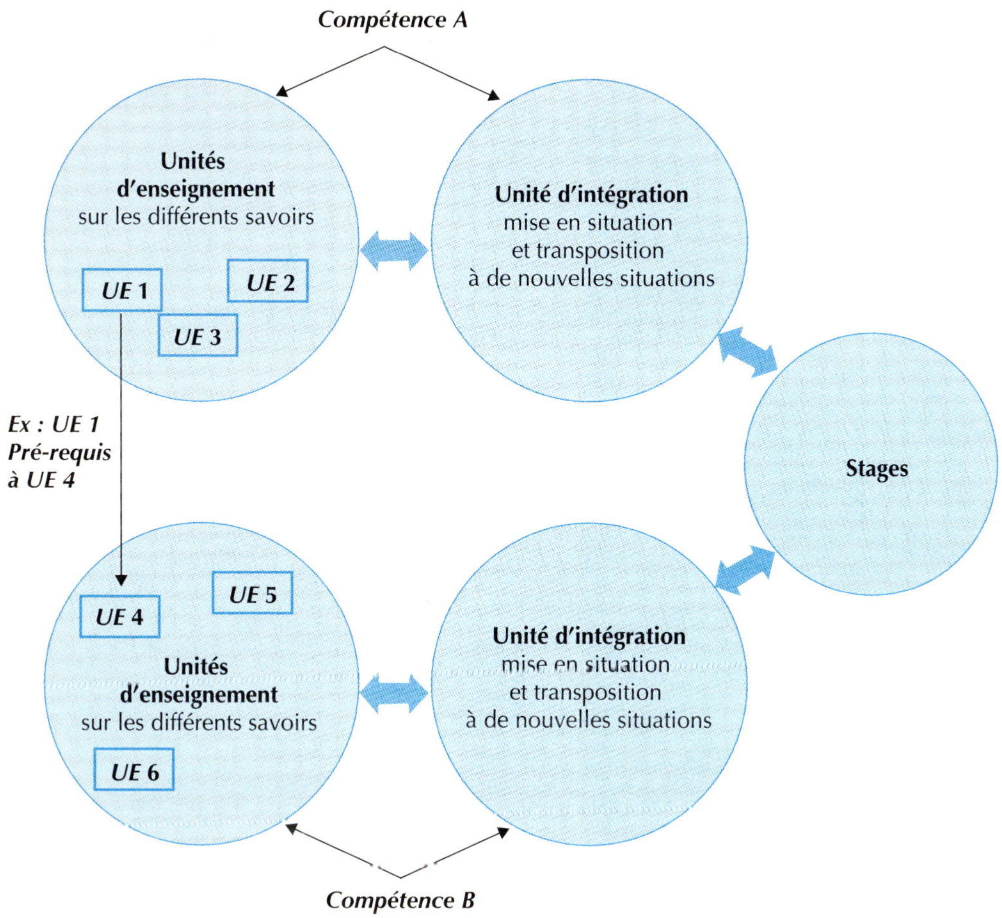

- production écrite et/ou orale avec recherche et analyse d'informations/analyses de situations (schémas structurants) ;
- analyse des situations vécues en stage.

Cependant, dans tous les cas, des points de repère doivent guider les enseignants. Pour choisir des modalités pédagogiques adaptées, il importe de se poser la question : comment la « mise en situation », c'est-à-dire la confrontation avec une situation, qu'elle soit réelle ou simulée, permet-elle de développer des compétences ?

Cela nécessite la mise en œuvre des étapes du cycle d'acquisition :

- compréhension et analyse des situations rencontrées ;
- analyse des résultats de son action ;
- analyse des erreurs ;
- conceptualisation ;
- adaptation à de nouvelles situations professionnelles.

En effet, si des échanges ou travaux de groupe entre étudiants sont nécessaires à partir de cette « mise en situation », une réflexion personnelle doit également être développée au-delà de l'échange. L'enseignant a pour rôle de faciliter la conceptualisation à partir de l'analyse de l'action de l'étudiant et de ses erreurs.

Il s'agit également, dans cette unité, de bien distinguer l'étape « agir » et l'étape « transposer ». La transposition ou le transfert des connaissances et des savoir-faire d'une situation à une autre demande à l'étudiant de repérer au cours de plusieurs analyses les invariants ou les schèmes d'action qui se répètent et qui l'aident à savoir agir dans une autre situation, même si son enseignement n'a pas été abordé en formation. La mise en pratique des acquis dans de nouvelles situations doit être vérifiée, analysée et faire l'objet d'un nouveau travail de l'étudiant. En effet, pour acquérir la capacité à transposer, le cycle expérience/observation réfléchie/conceptualisation doit se dérouler à nouveau à partir de l'expérimentation dans de nouvelles situations.

Il faut noter que dans ces nouvelles modalités pédagogiques, les situations professionnelles sont abordées dans un premier temps en tant que situations apprenantes et non situations d'évaluation. L'idée de progression constante traverse de part en part ce référentiel centré sur l'amélioration des acquis et non sur la sanction des erreurs.

La qualité des stages

De même, pour que les stages permettent réellement d'acquérir des compétences, plusieurs conditions doivent être réunies :

- le tuteur doit permettre à l'étudiant d'avoir un rôle actif face à des situations ;
- des échanges sont nécessaires après le stage, une réflexion personnelle doit être développée au-delà de l'échange ;
- la phase analyse-compréhension-acquisition doit s'appuyer sur l'analyse de différentes situations vécues en stage ;
- la mise en pratique des acquis dans de nouvelles situations en stage doit être observée et analysée par le tuteur et le formateur.

Ces différentes étapes devront s'appuyer sur des *outils de liaison entre institut de formation et terrain de stage* (portfolio notamment), qui devront comporter *une partie à renseigner par l'étudiant* : celui-ci devra décrire les situations rencontrées et fournir un travail personnel sur ces situations. Cette production de l'étudiant devra faire l'objet d'un temps de retour, de partage.

Une méthodologie de l'évaluation cohérente avec cette approche

Cette approche induit de nouveaux principes d'évaluation.

Le diplôme délivré est la somme des compétences, il n'y a pas d'épreuve unique propre au diplôme.

La validation de chaque compétence repose sur trois axes :

- la validation des différentes UE de savoirs (avec des compensations possibles) ;
- la validation de l'unité d'intégration : évaluation positive des compétences mises en œuvre en situation ;
- la validation des compétences mises en œuvre en stage.

Pour la validation de l'unité d'intégration, l'évaluation des compétences mises en œuvre en situation peut s'effectuer selon différentes modalités : évaluation en situation simulée (oral), production écrite (ex : rédaction d'un projet de soin pour un retour à domicile), évaluation en travaux pratiques (ex : mise en place d'une thérapeutique comportant des calculs de dosage), intervention sur le terrain, etc.

Pour la validation du stage, l'évaluation des compétences mises en œuvre peut s'effectuer d'une part à travers une production de l'étudiant comportant une analyse des situations rencontrées et pouvant faire l'objet d'une présentation devant le groupe, d'autre part à travers des évaluations en situation réelle (tuteur ou tuteur + formateur...).

Qu'il s'agisse de la validation de l'unité d'intégration ou du stage, l'évaluation doit s'effectuer sur la base du référentiel de compétences et des critères d'évaluation. Le tuteur a un rôle essentiel pour évaluer des compétences. Il faut qu'il puisse le faire sur l'ensemble du référentiel pour chaque stage. Le formateur peut également jouer un rôle dans l'évaluation des compétences mises en œuvre en stage.

Les UE sont formalisées de façon à permettre une validation semestrielle et les contenus de formation sont valorisés sous la forme de crédits ECTS[6].

Pour chaque compétence, les unités de savoirs et d'intégration peuvent être validées au fur et à mesure. L'évaluation finale des compétences mises en œuvre en stage s'effectuera plutôt au cours des deux derniers stages.

UNE FORMALISATION QUI PERMET D'ENTRER DANS LE CADRE DU SYSTÈME LICENCE-MASTER-DOCTORAT (LMD)

L'entrée du système français dans le « processus de Bologne » a été réalisée par le décret 2002-482 du 8 avril 2002 portant application au système français d'enseignement supérieur de la construction de l'Espace européen de l'enseignement supérieur.

Ce décret précise les éléments suivants :

6. Unités d'enseignement capitalisables et transférables, dans le cadre du « système européen de crédits » (ECTS, pour *European Credits Transfer System*).

L'application nationale aux études supérieures et aux diplômes nationaux de la construction de l'Espace européen de l'enseignement supérieur se caractérise par :

1. *Une architecture des études fondée principalement sur les trois grades de licence, master et doctorat ;*
2. *Une organisation des formations en semestres et en unités d'enseignement ;*
3. *La mise en œuvre du système européen d'unités d'enseignement capitalisables et transférables, dit « système européen de crédits (ECTS) » ;*
4. *La délivrance d'une annexe descriptive aux diplômes dite « supplément au diplôme » afin d'assurer, dans le cadre de la mobilité internationale, la lisibilité des connaissances et aptitudes acquises.*

(...)
Les parcours types de formation (...) sont des ensembles cohérents d'unités d'enseignement, organisant des progressions pédagogiques adaptées. Ils visent à l'acquisition d'un ou plusieurs diplômes nationaux (...).
(...)
Chaque unité d'enseignement a une valeur définie en crédits européens, au niveau d'études concerné.
Le nombre de crédits par unité d'enseignement est défini sur la base de la charge totale de travail requise de la part de l'étudiant pour obtenir l'unité. La charge totale de travail tient compte de l'ensemble de l'activité exigée de l'étudiant et, notamment, du volume et de la nature des enseignements dispensés, du travail personnel requis, des stages, mémoires, projets et autres activités.
Afin d'assurer la comparaison et le transfert des parcours de formation dans l'espace européen, une référence commune est fixée correspondant à l'acquisition de 180 crédits pour le niveau licence et de 300 crédits pour le niveau master. Cette référence permet de définir la valeur en crédits de l'ensemble des diplômes. Les crédits sont obtenus lorsque les conditions de validation définies par les modalités de contrôle de connaissances et aptitudes propres à chaque type d'études sont satisfaites.

La formation infirmière a ainsi été organisée en semestres et en UE. Pour chaque UE, a été définie une valeur en crédits européens.

L'ensemble de la formation correspond à six semestres et 180 crédits.

Par ailleurs, le décret n° 2002-481 du 8 avril 2002 relatif aux grades et titres universitaires et aux diplômes nationaux précise que :

Les grades et titres universitaires sanctionnent les divers niveaux de l'enseignement supérieur communs à tous les domaines de formation.
Les grades fixent les principaux niveaux de référence de l'Espace européen de l'enseignement supérieur. Les titres fixent les niveaux intermédiaires.
(...)
Les grades et titres sont conférés aux titulaires de diplômes nationaux de l'enseignement supérieur délivrés sous l'autorité de l'État selon la réglementation propre à chacun d'eux.
Les diplômes nationaux sanctionnent chaque étape du déroulement des études supérieures dans un domaine de formation particulier mentionné dans l'intitulé du diplôme.
Ils confèrent les mêmes droits à tous les titulaires, quels que soient les établissements qui les ont délivrés et les modes d'acquisition.
(...)
Les grades sont le baccalauréat, la licence, le master et le doctorat.
Les diplômes nationaux conférant ces grades sont fixés par voie réglementaire.

La formalisation du cursus de formation et la réponse aux exigences universitaires de qualité permettent de conférer le grade de licence au diplôme d'État d'infirmier.

Le grade de licence permet effectivement de poursuivre un parcours en master et en doctorat.

Pour vérifier la réponse aux exigences universitaires, les établissements qui délivreront la formation seront soumis à évaluation.

Par ailleurs, le comité de suivi de la licence émet un certain nombre de recommandations (concernant l'ensemble de l'enseignement supérieur), qui ont été prises en compte.

Il s'agit notamment de l'introduction dans le parcours de trois types d'UE :

- des UE de méthodologie de travail ;
- des UE de savoirs fondamentaux ;
- des UE de professionnalisation : acquisition de compétences, savoirs pratiques, savoir-faire, mise en œuvre et contextualisation des savoirs, connaissance des métiers.

6 Comment le diplôme a-t-il été construit ?

L'élaboration d'un diplôme implique la réalisation des quatre étapes suivantes :

- élaboration du référentiel d'activités du métier ciblé par le diplôme ;
- élaboration du référentiel de compétences du diplôme ;
- élaboration du référentiel d'évaluation du diplôme : il s'agit d'élaborer les critères d'évaluation pour chacune des compétences, ces critères étant ensuite utilisés dans les différentes modalités d'évaluation ;
- élaboration du référentiel de formation du diplôme.

Vous trouverez dans ce chapitre la présentation de chacun de ces référentiels : d'activités, de compétences, d'évaluation et de formation. Pour chacun d'entre eux, la méthode d'élaboration sera explicitée.

Le référentiel d'activités du métier et sa méthode d'élaboration

Le référentiel d'activités : une description du métier prenant en compte les différents contextes d'exercice

Les travaux menés ont permis de définir le métier, d'apporter les principaux éléments de son contexte d'exercice et de décrire les activités professionnelles caractéristiques en détaillant, pour chaque activité, les principales opérations constitutives de l'activité, les principales situations professionnelles, les moyens, méthodes, outils, ressources utilisés.

Le référentiel d'activités du diplôme d'État d'infirmier donne la définition suivante du métier :

> *Évaluer l'état de santé d'une personne et analyser les situations de soins ; concevoir et définir des projets de soins personnalisés ; planifier des soins, les prodiguer et les évaluer ; mettre en œuvre des traitements.*

Les infirmiers dispensent des soins de nature préventive, curative ou palliative, visant à promouvoir, maintenir et restaurer la santé, ils contribuent à l'éducation à la santé et à l'accompagnement des personnes ou des groupes dans leur parcours de soins en lien avec leur projet de vie. Les infirmiers interviennent dans le cadre d'une équipe pluriprofessionnelle, dans des structures et à domicile, de manière autonome et en collaboration.

Il détaille neuf grandes activités professionnelles :

- *Observation et recueil de données cliniques.*
- *Soins de confort et de bien-être.*
- *Information et éducation de la personne, de son entourage et d'un groupe de personnes.*
- *Surveillance de l'évolution de l'état de santé des personnes.*
- *Soins et activités à visée diagnostique ou thérapeutique.*
- *Coordination et organisation des activités et des soins.*
- *Contrôle et gestion de matériels et de produits.*
- *Formation et information de nouveaux personnels et de stagiaires.*
- *Veille professionnelle et recherche.*

Ce référentiel prend en compte des activités réalisées par des infirmiers dans différents lieux – domicile, collectivité, établissement de santé – et dans différents contextes d'exercice, par exemple : situations de soins en urgence, crise et en fin de vie, situations de prévention, en milieu scolaire, en entreprise, à domicile, en établissement de santé, auprès de populations à risque, ou de personnes asymptomatiques, etc.

La méthode d'élaboration du référentiel d'activités

L'élaboration, réalisée en groupe de travail, s'est basée sur le questionnement suivant :

Questionnement auprès des professionnels	Résultat à chaque étape
Que fait le professionnel ? Comment s'y prend-il ? Quelles sont les différentes activités dans chaque domaine ? (Les plus importantes.) Comment se déroule le travail ? De nouvelles activités apparaissent-elles ?	Les principales activités et les opérations détaillées
Quelles sont les principales situations rencontrées par le professionnel ? Ces différentes situations modifient-elles l'exercice de l'activité ?	Les principales situations professionnelles
Quelles techniques, quels outils et équipements sont utilisés pour réaliser ces activités ? Le professionnel dispose-t-il de méthodes, de procédures, de modes opératoires ? Quels documents utilise-t-il ? Quels outils informatiques utilise-t-il ? De nouvelles techniques, de nouvelles méthodes, de nouveaux outils apparaissent-ils ?	Les moyens, méthodes, outils

Questionnement auprès des professionnels	Résultat à chaque étape
Une réglementation spécifique s'applique-t-elle au métier ? Quels sont les éléments majeurs des conditions d'exercice du métier : lieux d'exercice, contraintes spécifiques, déplacements, etc. ?	Le contexte d'exercice du métier
Quels sont les principaux résultats que l'on attend du professionnel ? Sur quoi peut-on juger la réussite de son travail ?	Les résultats attendus

L'élaboration du référentiel d'activités est une étape indispensable, mais délicate car, centrée uniquement sur les activités, elle ne permet pas à elle seule de rendre compte de la richesse du métier, qui sera exprimée essentiellement à travers le référentiel de compétences.

Pour une élaboration rigoureuse, il s'agit d'observer certaines indications méthodologiques : une activité n'est pas une compétence, ni une responsabilité. De ce fait, le référentiel d'activité n'a pas à préciser les responsabilités des différents professionnels.

Il s'agit de décrire ce que fait le professionnel sans ambiguïté : le terme « participer à » est à éviter.

Le référentiel d'activités doit porter sur les activités relevant du « cœur de métier ».

Le niveau de détail de la description doit être suffisant pour permettre les travaux sur les compétences mais il ne s'agit pas de décrire de manière pointilliste toutes les tâches réalisées. Il faut notamment préciser que les activités décrites ne sont pas les actes de soins[7].

Les situations professionnelles clés permettent d'identifier des situations qui différencient l'exercice de l'activité.

LE RÉFÉRENTIEL DE COMPÉTENCES DU DIPLÔME ET SA MÉTHODE D'ÉLABORATION

DIX COMPÉTENCES POUR RÉPONDRE AUX ÉVOLUTIONS DU MÉTIER D'INFIRMIER

Le référentiel du diplôme d'État d'infirmier s'articule autour de dix compétences.

- ***1.*** Évaluer une situation clinique et établir un diagnostic dans le domaine infirmier.
- **2.** Concevoir et conduire un projet de soins infirmiers.

7. **Définition d'un acte de soin** : résultat d'une action faite en vue de soigner ; intervention reconnue légalement qu'un soignant accomplit dans le cadre de son exercice. Les actes des auxiliaires médicaux se font en dérogation à l'exercice illégal de la médecine dans le cadre d'un décret pris en Conseil d'État après avis de l'Académie de médecine (art. L.4161-1 du Code de la santé publique). L'acte engage la responsabilité de celui qui le décide et de celui qui le réalise.
Définition d'une activité : une activité comporte plusieurs actions ou actes. L'activité renvoie au travail réel. Les activités peuvent être regroupées en grands domaines d'activités en fonction de leur organisation ou de leur but, elles mobilisent des compétences déterminées.

- ***3.*** Accompagner une personne dans la réalisation de ses soins quotidiens.
- ***4.*** Mettre en œuvre des actions à visée diagnostique et thérapeutique.
- ***5.*** Initier et mettre en œuvre des soins éducatifs et préventifs.
- ***6.*** Communiquer et conduire une relation dans un contexte de soins.
- ***7.*** Analyser la qualité des soins et améliorer sa pratique professionnelle.
- ***8.*** Rechercher et traiter des données professionnelles et scientifiques.
- ***9.*** Organiser et coordonner des interventions soignantes.
- ***10.*** Informer et former des professionnels et des personnes en formation.

Les deux premières compétences, évaluer une situation clinique (*1*) et concevoir un projet de soins (*2*), mettent en évidence une vision du métier d'infirmier basée sur l'évaluation de la situation clinique. Cette évaluation de la situation oriente l'action de l'infirmier et induit une analyse a posteriori de l'action réalisée.

Ainsi le référentiel de compétences positionne d'emblée l'infirmier dans une pratique réflexive basée sur le raisonnement clinique : de quelles informations ai-je besoin pour agir ? Quels signes, quels symptômes sont observés ? Quelles sont les ressources, les attentes, les besoins de la personne ? Quelle est mon analyse de la situation et comment cela oriente-t-il mon action ? Comment adapter les soins, les réajuster en fonction de l'évolution de la situation ? Comment évaluer mon action ?

Un point d'attention a été porté aux situations d'urgence et de crise. En effet, la capacité à évaluer les risques dans une situation d'urgence, de violence, de maltraitance ou d'aggravation, et à prévoir et mettre en œuvre les mesures appropriées, sont des aptitudes requises.

Les quatre compétences suivantes (*3* à *6*) sont centrées sur la *prise en charge de la personne et la réalisation des soins* – soins quotidiens, actions à visée diagnostique et thérapeutique, soins éducatifs – et sur la relation avec le patient durant ces soins.

L'accompagnement de la personne dans la réalisation de ses soins quotidiens (*3*) met l'accent sur l'adéquation des soins avec les besoins et les souhaits de la personne, le respect des bonnes pratiques ainsi que sur la prévention des risques.

La compétence *4* de mise en œuvre des actions à visée diagnostique et thérapeutique se centre sur le respect des règles et des bonnes pratiques, l'exactitude du calcul de dose, mais également sur la qualité de la surveillance et du suivi. Un point d'attention a été porté à la sécurité des soins sous tous ses aspects : qualité, sécurité, ergonomie, traçabilité, etc.

Les soins dans le domaine de psychiatrie, et notamment la relation d'aide thérapeutique et l'utilisation de techniques à visée psychothérapiques, sont inclus dans cette compétence.

Les soins éducatifs et préventifs ont une place importante puisqu'ils font l'objet d'une compétence à part entière (*5*), ce qui répond aux évolutions du métier. Il peut s'agir d'éducation thérapeutique auprès d'un patient comme d'actions de promotion de la santé et de prévention menées auprès de personnes ou de groupes. Ainsi différents modes d'exercice du métier, dans différents lieux de vie (établissement scolaire, par exemple), sont pris en compte.

La compétence sur la communication (*6*) met l'accent sur l'analyse de la situation et l'adaptation de la communication, ainsi que la recherche du consentement du patient.

Les compétences sur l'analyse de la qualité (*7*) et le traitement des données professionnelles et scientifiques (*8*) caractérisent une nécessaire prise de recul des professionnels. La capacité d'analyse est clé, là aussi. Il ne s'agit pas seulement de l'application des règles, qui fait partie intégrante du soin (et donc des compétences précédentes) mais bien d'une véritable démarche *d'amélioration continue et de gestion des risques* : quelles non-conformités est-ce que j'observe ? Quelles en sont les causes ? Quels réajustements, ou quelles améliorations sont nécessaires ?

La compétence *8* en lien avec la recherche porte notamment sur la capacité à rechercher des données pertinentes et à formuler un questionnement avec rigueur.

La compétence *9* d'organisation et de coordination des interventions soignantes devient de plus en plus importante pour répondre à l'évolution des activités. Les compétences requises portent sur la coordination des actions et des soins auprès de la personne soignée avec les différents acteurs de la santé, du social et de l'aide à domicile, ainsi que sur la coopération au sein d'une équipe pluriprofessionnelle. Les titulaires du diplôme doivent être en capacité d'établir tous les liens nécessaires entre les interventions des différents acteurs de la santé, du social, de l'aide à domicile, de transmettre les informations et d'assurer une réelle continuité des soins dans des parcours plus complexes.

Enfin, la compétence *10* de formation doit permettre d'acquérir, dès la formation initiale, les fondamentaux de la transmission des savoir-faire.

La méthode d'élaboration du référentiel de compétences

L'élaboration, réalisée en groupe de travail, a été effectuée en deux phases :

- une phase analytique, au cours de laquelle ont été identifiées l'ensemble des compétences nécessaires à la conduite des activités, avec un souci d'exhaustivité ;
- une phase synthétique, au cours de laquelle ont été identifiés les domaines de compétences constitutifs du diplôme, en fonction des compétences ciblées pour l'exercice du métier par un professionnel débutant.

Phase analytique

La première phase est basée sur le questionnement suivant, à partir du référentiel d'activités.

- Quels sont les résultats attendus pour les différentes activités ? Dans quel(s) but(s) sont réalisées les activités ? Quelles compétences permettent de les atteindre ?

• Comment est-ce que je pratique ? En tenant compte de quoi ? Comment l'activité est-elle mise en œuvre ? Quels principes stratégiques est-il pertinent d'utiliser ?

• En mobilisant quelles ressources ? Quelles compétences sont nécessaires pour mobiliser ces ressources ?

• Quelles compétences spécifiques sont mobilisées dans les différentes situations professionnelles ? Quelles circonstances peuvent conduire à modifier la façon de faire ?

• Quelles compétences permettent de surmonter les difficultés, de résoudre les incidents ?

• Quelles compétences sont mobilisées dans les domaines suivants :
  - technique-scientifique ?
  - communication ?
  - organisation ?
  - recherche et traitement des informations ?

Dans cette phase, la formulation des compétences utilise des verbes tels que : réaliser en tenant compte de..., rechercher, identifier, reconnaître, organiser, rédiger, accompagner, expliquer, choisir, contrôler, anticiper, apprécier, discerner, adapter, proposer, planifier, évaluer, analyser, diagnostiquer, interpréter, résoudre, concevoir, élaborer, hiérarchiser, etc.

Il faut souligner que, contrairement aux activités, les compétences se situent en dehors de la chronologie.

Phase synthétique

Cette deuxième phase est une étape de structuration et de choix des compétences visées par le diplôme.

Le référentiel de compétences porte sur les *compétences relevant du « cœur de métier »* et *exigibles pour obtenir le diplôme*, chaque professionnel pouvant développer tout au long de son expérience d'autres savoir-faire et connaissances.

Il faut notamment préciser que les compétences spécifiques liées à des domaines d'exercice spécialisé sont à acquérir ultérieurement et ne figurent pas dans le référentiel. Il en est de même pour les compétences relevant d'une « pratique avancée ». Ces domaines peuvent faire l'objet de formations continues, voire de masters, comme c'est le cas aujourd'hui pour la cancérologie, la gérontologie ou la coordination de parcours de soins complexes.

Pour choisir la formulation des compétences au « niveau diplôme », il s'agit de définir celles qui sont essentielles au niveau de l'exercice débutant. La méthode est donc basée sur le questionnement suivant :

• Quelles compétences doivent être ciblées par la formation initiale ?

• Quelles compétences sont incontournables pour délivrer le diplôme ?

• Si une personne n'a pas cet élément de compétence, peut-on lui délivrer le diplôme ou non ?

• Cette compétence est-elle acquise en général par la formation de base/en début de carrière ou après sept à huit ans d'expérience ?

Enfin, il s'agit de structurer le référentiel en compétences de nature différente, cette structure ayant du sens.

Les critères d'évaluation des compétences et leur méthode d'élaboration

Des critères pour évaluer l'acquisition de chaque compétence du référentiel du diplôme

Les critères d'évaluation permettent de définir le niveau d'exigence pour la validation des compétences du diplôme.

Ils constituent le socle de l'évaluation et donc de la délivrance du diplôme, quelles que soient les modalités d'évaluation choisies (questionnement écrit ou oral, études de cas, observation en situation de travail, évaluation des compétences mises en œuvre au cours du stage, etc.).

Par exemple, pour la compétence « Évaluer une situation clinique et établir un diagnostic dans le domaine infirmier », trois critères d'évaluation ont été définis :

- pertinence des informations recherchées au regard d'une situation donnée ;
- cohérence des informations recueillies et sélectionnées avec la situation de la personne ou du groupe ;
- pertinence du diagnostic de situation clinique posé.

Ces critères permettent d'apprécier si une personne maîtrise cette compétence ou non.

Ils ont été éclairés et précisés par différents indicateurs :

Critères d'évaluation	Indicateurs
Qu'est-ce qui permet de dire que la compétence est maîtrisée ? *Que veut-on vérifier ?*	*Quels signes visibles peut-on observer ?* *Quels signes apportent de bonnes indications ?*
1. Pertinence des informations recherchées au regard d'une situation donnée	Plusieurs sources d'information sont utilisées (personnes, dossiers, outils de transmission...). Tous les éléments d'information pertinents sont recherchés dans le dossier ou les documents et auprès du patient, de la famille, de l'entourage ou du groupe. Les informations utilisées sont mises à jour et fiables. Des explications sont données sur le choix des informations sélectionnées au regard d'une situation donnée, la sélection est pertinente.
2. Cohérence des informations recueillies et sélectionnées avec la situation de la personne ou du groupe	Les informations recueillies sont en adéquation avec les besoins de la personne. Le recueil des informations (entretien, observation, échanges avec la famille...) est réalisé dans le respect de la déontologie et des règles professionnelles. Les informations sélectionnées sont priorisées.

Critères d'évaluation	Indicateurs
3. Pertinence du diagnostic de situation clinique posé	Le diagnostic de situation et/ou le diagnostic infirmier s'appuie sur une analyse pertinente des différentes informations et sur la mise en relation de l'ensemble des éléments recueillis. La situation de santé est analysée de manière multidimensionnelle. Les signes d'urgence ou de détresse, de décompensation d'une pathologie ou d'un dysfonctionnement sont repérés. Le lien entre les éléments recueillis est expliqué. Le raisonnement clinique utilisé et la démarche d'analyse des informations sont expliqués. Les connaissances utilisées sont précisées.

Ces critères constituent le socle de l'évaluation, en étant bien sûr adaptés aux situations et modalités d'évaluation.

Pour cette compétence, quatre types d'évaluation sont mis en œuvre.

1. Au sein de l'unité d'enseignement « Raisonnement et démarche clinique infirmière », au semestre 1, un *travail écrit en groupe restreint* permet d'évaluer les premiers acquis des étudiants. Les critères d'évaluation portent sur *la pertinence de l'analyse et la clarté de la présentation.*

2. Au sein de l'unité d'enseignement « Santé, maladie, handicap, accidents de la vie », au semestre 2, l'évaluation porte sur *une évaluation écrite de connaissances.* Le critère d'évaluation étant *l'exactitude de ces connaissances.*

3. Au sein de l'unité d'enseignement « Raisonnement et démarche clinique infirmière », au semestre 2, l'évaluation consiste en *un travail individuel d'analyse d'une situation clinique* donnée par les formateurs. Les critères d'évaluation sont les suivants :

- *la pertinence du raisonnement ;*
- *la cohérence entre les informations recueillies et le raisonnement clinique utilisé ;*
- *la cohérence entre les hypothèses inventoriées et l'analyse ;*
- *la qualité de l'argumentation ;*
- *l'exactitude des connaissances mobilisées.*

4. Au cours des différents stages, l'outil d'évaluation (le portfolio) permet au tuteur d'évaluer les compétences mises en œuvre par l'étudiant. Pour la compétence « Évaluer une situation clinique et établir un diagnostic dans le domaine infirmier », les critères d'évaluation sont les suivants :

- *pertinence des informations recherchées au regard d'une situation donnée :*
  - consulte l'ensemble des sources d'informations,
  - recherche des éléments d'informations pertinents,
  - utilise des informations fiables et actualisées,
  - argumente le choix des informations ;
- *cohérence des informations recueillies et sélectionnées avec la situation de la personne ou du groupe :*
  - recueille des informations adaptées aux besoins de la personne,

– recueille des informations dans le respect de la déontologie et des règles professionnelles,
– priorise les informations ;

- *pertinence du diagnostic de situation clinique posé :*
  – analyse la situation de santé de manière multidimensionnelle,
  – repère les signes d'urgence, de détresse, de décompensation d'une pathologie ou d'un dysfonctionnement,
  – explique le raisonnement clinique et la démarche d'analyse des informations,
  – précise les connaissances utilisées.

Ainsi, les critères définis permettent d'évaluer réellement l'acquisition de la compétence par l'étudiant, à travers différentes modalités.

La méthode d'élaboration des critères d'évaluation

Les critères d'évaluation représentent « ce qui sert de base à un jugement ».

Ils peuvent porter :

- soit sur des résultats directs de la mise en œuvre de la compétence : « Je fais », « Je fais avec efficacité » ;
- soit sur la façon de procéder dans la réalisation de l'activité : « Je procède de telle manière, je tiens compte de... » ;
- soit sur la compréhension/l'explicitation de l'acte réalisé : « Je sais expliquer pourquoi je fais comme cela ».

Ces critères sont étayés par des *indicateurs,* « variables ayant pour objet de mesurer, d'apprécier un état ». Les indicateurs peuvent être qualitatifs ou quantitatifs.

L'élaboration, réalisée en groupe de travail, s'est basée sur le questionnement suivant :

Questionnement auprès des professionnels	Résultat à chaque étape
Qu'est-ce qui permet de dire que la compétence est maîtrisée ? Que veut-on vérifier ? Dans une situation d'apprentissage, d'encadrement, d'évaluation, quels points allez-vous particulièrement vérifier ? Quelles exigences ? Quels sont les points, les éléments qui prouvent que la personne maîtrise la compétence, sans avoir besoin d'autres éléments ? Est-ce qu'on a besoin d'avoir la preuve de tout ?	Les critères d'évaluation
Quels signes visibles va-t-on observer ? Quel niveau d'exigence ? Qu'est-ce qui va déclencher le fait de délivrer ou non la compétence ? Quel seuil est-il rédhibitoire ?	Les indicateurs

Le référentiel de formation et sa méthode d'élaboration

Un référentiel de formation profondément rénové

Le référentiel de compétences induit une formation sensiblement différente du programme précédent qui était structuré par champs disciplinaires et centré sur la dispensation des soins. La formation vise à acquérir des compétences, à comprendre des processus pathologiques et à « apprendre à apprendre ».

Le référentiel de formation du diplôme d'État d'infirmier est constitué de 36 thématiques qui sont réparties dans 59 unités d'enseignement (UE), pour que leur contenu soit enseigné tout au long des trois années de formation. Ces UE :

- s'articulent avec le référentiel de compétences ;
- s'organisent dans une progression pédagogique cohérente sur six semestres.

Elles sont présentées ci-dessous dans leur liaison avec le référentiel de compétences, indépendamment de la progression pédagogique.

Unités d'enseignement en relation avec la compétence 1 : « Évaluer une situation clinique et établir un diagnostic dans le domaine infirmier »

- UE 2.3.S2 Santé, maladie, handicap, accidents de la vie
- UE 3.1.S1 Raisonnement et démarche clinique infirmière
- UE 3.1.S2 Raisonnement et démarche clinique infirmière

Pour cette compétence, l'unité d'intégration est :

- *UE 5.2.S2 Évaluation d'une situation clinique*

Unités d'enseignement en relation avec la compétence 2 : « Concevoir et conduire un projet de soins infirmiers »

- UE 3.2.S2 Projet de soins infirmiers
- UE 3.2.S3 Projet de soins infirmiers

Pour cette compétence, l'unité d'intégration porte aussi sur la compétence 6 :

- *UE 5.3.S3 Communication et conduite de projet*

Unités d'enseignement en relation avec la compétence 3 : « Accompagner une personne dans la réalisation de ses soins quotidiens »

- UE 2.10.S1 Infectiologie hygiène
- UE 4.1.S1 Soins de confort et de bien-être

Unité d'intégration :

- *UE 5.1.S1 Accompagnement dans la réalisation des soins quotidiens*

Unités d'enseignement en relation avec la compétence 4 :
« Mettre en œuvre des actions à visée diagnostique et thérapeutique »

- UE 2.1.S1 Biologie fondamentale
- UE 2.2.S1 Cycles de la vie et grandes fonctions
- UE 2.4.S1 Processus traumatiques
- UE 2.5.S3 Processus inflammatoires et infectieux
- UE 2.6.S2 Processus psychopathologiques
- UE 2.6.S5 Processus psychopathologiques
- UE 2.7.S4 Défaillances organiques et processus dégénératifs
- UE 2.8.S3 Processus obstructifs
- UE 2.9.S5 Processus tumoraux
- UE 2.11.S1 Pharmacologie et thérapeutiques
- UE 2.11.S3 Pharmacologie et thérapeutiques
- UE 2.11.S5 Pharmacologie et thérapeutiques
- UE 4.3.S2 Soins d'urgence
- UE 4.3.S4 Soins d'urgence
- UE 4.4.S2 Thérapeutiques et contribution au diagnostic médical
- UE 4.4.S4 Thérapeutiques et contribution au diagnostic médical
- UE 4.4.S5 Thérapeutiques et contribution au diagnostic médical
- UE 4.7.S5 Soins palliatifs et de fin de vie

L'unité d'intégration associée à cette compétence porte également sur la compétence 9 de coordination des soins :

- *UE 5.5.S5 Mise en œuvre des thérapeutiques et coordination des soins*

Unités d'enseignement en relation avec la compétence 5 :
« Initier et mettre en œuvre des soins éducatifs et préventifs »

- UE 1.2.S2 Santé publique et économie de la santé
- UE 1.2.S3 Santé publique et économie de la santé
- UE 6.6.S3 Soins éducatifs et préventifs
- UE 6.6 S4 Soins éducatifs et préventifs

Pour cette compétence, l'unité d'intégration porte aussi sur la compétence 10 :

- *UE 5.4.S4 Soins éducatifs et préventifs et formation des professionnels et des stagiaires*

Unités d'enseignement en relation avec la compétence 6 :
« Communiquer et conduire une relation dans un contexte de soins »

- UE 1.1.S1 Psychologie, sociologie, anthropologie
- UE 1.1.S2 Psychologie, sociologie, anthropologie
- UE 4.2.S2 Soins relationnels
- UE 4.2.S3 Soins relationnels
- UE 4.2.S5 Soins relationnels

L'unité d'intégration est commune avec la compétence 2 (cf. ci-dessus). Pour ces deux compétences l'unité d'intégration est la suivante :

- *UE 5.2.S2 Communication et conduite de projet*

Unités d'enseignement en relation avec la compétence 7 :
« Analyser la qualité des soins et améliorer sa pratique professionnelle »

- UE 4.5.S2 Soins infirmiers et gestion des risques
- UE 4.6.S4 Soins infirmiers et gestion des risques
- UE 1.3.S1 Législation, éthique, déontologie
- UE 1.3.S4 Législation, éthique, déontologie
- UE 4.8.S6 Qualité des soins et évaluation des pratiques

L'unité d'intégration porte aussi sur la compétence 8 :

- *UE 5.6.S6 Analyse de la qualité et traitement de données scientifiques et professionnelles*

Unités d'enseignement en relation avec la compétence 8 :
« Rechercher et traiter des données professionnelles et scientifiques »

- UE 3.4.S4 Initiation à la démarche de recherche
- UE 3.4.S6 Initiation à la démarche de recherche

L'unité d'intégration est la même que pour la compétence 7 :

- *UE 5.6.S6 Analyse de la qualité et traitement de données scientifiques et professionnelles*

Unités d'enseignement en relation avec la compétence 9 :
« Organiser et coordonner des interventions soignantes »

- UE 3.3.S3 Rôles infirmiers, organisation du travail et interprofessionnalité
- UE 3.3.S5 Rôles infirmiers, organisation du travail et interprofessionnalité

L'unité d'intégration est commune avec la compétence 4 :

- *UE 5.5.S5 Mise en œuvre des thérapeutiques et coordination des soins*

Unité d'enseignement en relation avec la compétence 10 :
« Informer et former des professionnels et des personnes en formation »

- UE 3.5.S4 Encadrement des professionnels de soin

L'unité d'intégration est commune avec la compétence 5 :

- *UE 5.4.S4 Soins éducatifs et formation et information des professionnels et des stagiaires*

L'ensemble de ces UE devront être abordées en les reliant les unes avec les autres, d'autant qu'elles ne sont pas toujours situées dans des semestres identiques. Pour chaque compétence, pour plusieurs compétences à la fois, une unité d'intégration permet de mobiliser les savoirs et les savoir-faire en situation.

À ces UE en relation avec les compétences ont été ajoutés :

- deux unités transverses :
  - *UE 6.1 Méthodes de travail et TIC,*
  - *UE 6.2 Anglais ;*

- une unité optionnelle ;
- les stages professionnels, qui représentent une UE.

Ces différentes UE couvrent six champs :

- sciences humaines, sociales et droit ;
- sciences biologiques et médicales ;
- sciences et techniques infirmières fondements et méthodes ;
- sciences et techniques infirmières interventions ;
- intégration des savoirs et posture professionnelle infirmière ;
- méthodes de travail.

Elles ont été positionnées dans les six semestres de la formation afin de permettre une progression pédagogique cohérente.

Un contenu relié aux compétences et qui permet des poursuites de parcours

Ce référentiel a pour finalité de former l'étudiant à mobiliser ses savoirs en situation professionnelle et à aborder de nouvelles situations en transférant les méthodes acquises. Cette obligation d'aborder les savoirs en lien avec leur utilité professionnelle devrait stimuler les étudiants et les inciter à approfondir leurs connaissances pour améliorer leurs compétences, tout au long de leur parcours professionnel.

Cette visée d'opérationnalité immédiate n'est cependant pas la seule finalité du cheminement de l'étudiant dans l'acquisition des savoirs. L'objectif du nouveau cursus est également l'acquisition de savoirs fondamentaux, qui permettent à l'étudiant de poursuivre son parcours dans d'autres domaines s'il le souhaite, y compris dans les domaines universitaires.

En effet, des étudiants maîtrisant les savoirs fondamentaux et capables de rechercher et traiter les informations seront ensuite plus aptes à s'adapter à de nouvelles situations et à se spécialiser dans différents domaines. C'est pourquoi certains savoirs fondamentaux, dans les domaines de la biologie ou de la pharmacologie par exemple, sont plus développés.

Le processus d'élaboration du référentiel de formation

Le processus d'élaboration du référentiel de formation a comporté quatre étapes :

Étape 1 : identifier les situations professionnelles clés en relation avec chaque compétence

Cette première étape consiste à identifier des situations professionnelles correspondant à des points clés de l'exercice du métier. Ces situations clés doivent mobiliser un nombre important de savoirs et de savoir-faire liés à la compétence.

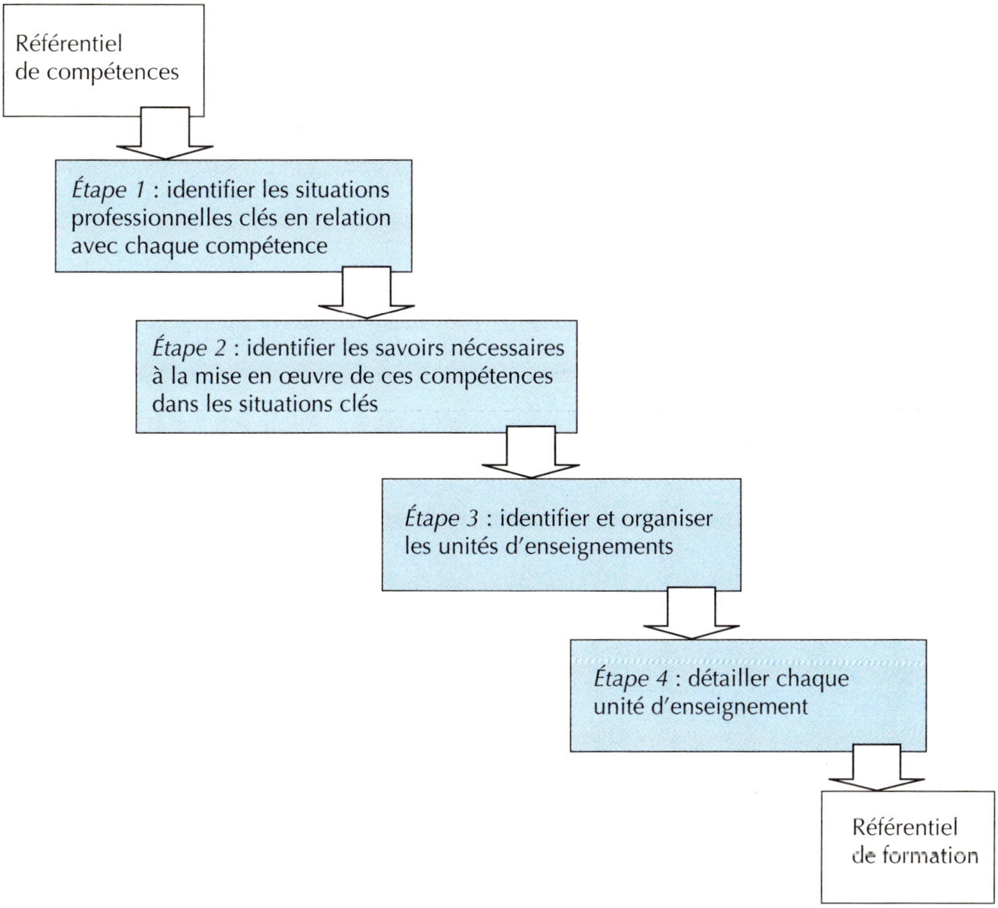

Ces situations ont été choisies pour couvrir l'ensemble des champs du métier, selon quatre critères :

- *le lieu* : établissement, domicile, collectivité ;
- *la population ciblée* dans la situation : âge, sexe, catégorie socio-économique, catégorie socioculturelle, individu ou groupe ;
- *la problématique de santé* ou *situation médicale* : pathologie prévalente, traitements clés, situations à risques ;
- *les familles de situations* : chronique, aiguë, urgence, étapes du développement, vie/fin de vie.

Par exemple, pour la compétence « Organiser et coordonner les interventions soignantes », les deux situations clés choisies pour ce travail ont été les suivantes :

- *1.* Présentation de la situation d'un patient au cours d'une réunion de transmission ;
- *2.* Élaboration du dossier de soin à domicile (dont une fiche de liaison hôpital-ville en cas d'hospitalisation ou de sortie du patient).

De la même manière, a été élaborée une liste de problématiques de santé et de situations médicales ou pathologiques qui semblent importantes ou fréquentes, et que la formation devra obligatoirement aborder.

Ces situations sont celles devant lesquelles tous les infirmiers devront avoir été placés pendant leur formation pour leur apprentissage, c'est en quelque sorte la base minimale des contenus de formation en problématique de santé. Ensuite, en fonction des besoins et des indicateurs de santé locaux ou régionaux, d'autres problèmes ou pathologies peuvent être abordés.

Étape 2 : identifier les savoirs nécessaires à la mise en œuvre de ces compétences dans les situations clés

À cette étape, trois paliers d'apprentissage sont analysés pour chaque situation – comprendre, agir, transférer –, à travers les questions suivantes :

- quels savoirs sont nécessaires pour comprendre la situation et le résultat attendu ?
- quels savoirs sont nécessaires pour agir et pour apprécier le résultat de son action ?
- quels savoirs sont nécessaires pour conceptualiser et s'adapter à de nouvelles situations ?

Par exemple, pour la situation clé 1 ci-dessus, *Présentation de la situation d'un patient au cours d'une réunion de transmission*, des savoirs nécessaires pour comprendre la situation ont été identifiés dans différents domaines :

- organisation des soins/organisation des professions de soin ;
- déontologie ;
- communication professionnelle ;
- traitement et transmission des données ;
- soins dans le domaine de spécialité ;
- notions juridiques/règles traçabilité.

Des savoirs et des savoir-faire nécessaires pour agir ont ensuite été analysés, par exemple :

- *savoirs :*
  - l'utilisation des outils de la transmission, moyens liés aux contextes,
- *savoir-faire :*
  - analyser le dossier d'un patient et extraire les informations utiles à la mise en œuvre des soins,
  - déterminer et synthétiser les informations à transmettre liées à la réalisation du soin dans un cas donné.

D'autres savoirs vont permettre de conceptualiser et de s'adapter à des situations nouvelles, par exemple :

- la hiérarchisation des informations : ordre de présentation, types de priorité, lien avec le contexte, notion d'urgence, adresse des informations dans l'équipe de soins, etc. ;
- l'évaluation de la qualité d'une transmission ;

- la modélisation et l'adaptation à des situations différentes : transmissions dans des services techniques ou non, à domicile, par téléphone, avec un grand nombre de personnes ;
- les différentes réunions de transmissions : continuité des soins, réunions cliniques, synthèses interdisciplinaires.

Cette analyse, conduite pour plus d'une trentaine de situations, a permis de constituer un matériau très riche sur l'ensemble des savoirs requis dans les principales situations professionnelles emblématiques du métier.

Étape 3 : identifier et organiser les unités d'enseignement

À partir des travaux de l'étape précédente, il s'agit de regrouper les domaines de savoirs et de repérer les différentes UE en les mettant en cohérence.

Ces UE sont organisées sur six axes :

- sciences humaines, sociales et juridiques ;
- sciences biologiques et médicales ;
- sciences et techniques infirmières : fondements et méthodes ;
- sciences et techniques infirmières : interventions ;
- intégration des savoirs et posture professionnelle infirmière. Ces UE permettent de mobiliser les savoirs en situation professionnelle, elles peuvent être communes à plusieurs compétences ;
- méthodes de travail. Ces UE sont transverses et non liées à une compétence particulière :
  - méthodes de travail et TIC,
  - anglais

Étape 4 : détailler chaque unité d'enseignement

La description détaillée des savoirs requis dans les principales situations professionnelles emblématiques du métier a permis d'apporter des éléments pour le contenu des UE. Ceux-ci ont été complétés, développés ou synthétisés.

Dans le référentiel de formation, chaque UE est détaillée selon l'exemple suivant :

Unité d'enseignement 3.1.S2 : Raisonnement et démarche clinique infirmière

<table>
<tr><th colspan="2">***Semestre : 2***</th><th colspan="2">***Compétences : 1***</th></tr>
<tr><td>***CM :*** *5 heures*</td><td colspan="2">***TD :*** *25 heures*</td><td>***TP :*** *20 heures*</td></tr>
<tr><td colspan="4">***ECTS : 2***</td></tr>
<tr><td colspan="4">**Prérequis**
UE 3.1S.1 Raisonnement et démarche clinique infirmière</td></tr>
<tr><td colspan="4">**Objectifs**
Développer une démarche réflexive orientée vers la prise de décision.
Construire sa pratique infirmière en reliant connaissances, démarche, gestuelle et attitude.</td></tr>
<tr><td colspan="4">**Éléments de contenu**
Le recueil de données cliniques : examen clinique, lecture des signes, utilisation d'outils, etc.
Les méthodes et les outils de mesure de l'autonomie.
La problématisation et la méthode de résolution de problème.
Les plans de soins types (groupes homogènes de patients) et les chemins cliniques.
Les liens entre le jugement clinique, le plan d'intervention et l'évaluation des résultats (formalisé dans le projet de soins).
L'utilisation des connaissances, de la démarche et des outils auprès de populations ciblées.</td></tr>
<tr><td colspan="2">**Recommandations pédagogiques**
L'enseignement contribue à donner dès le début de la formation à l'étudiant une assise professionnelle construite autour de la réflexion et du questionnement. Il comprend la nécessité d'utiliser des connaissances fiables, une méthode structurée, et de réaliser des actions, et des gestes dans un contexte de relation avec le patient fait d'humanité et de respect. Il construit des réponses professionnelles à proposer à la personne soignée, et peut les expliciter. Il est capable d'identifier les principes utilisés lors des soins donnés et d'en mesurer les impacts et conséquences sur la manière dont la personne vit sa situation de santé.</td><td colspan="2">**Modalités d'évaluation**
Travail individuel d'analyse d'une situation clinique.
Critères d'évaluation
Pertinence du questionnement.
Cohérence entre les informations recueillies et le raisonnement clinique utilisé.
Cohérence entre les hypothèses inventoriées et l'analyse.
Qualité de l'argumentation.
Exactitude des connaissances mobilisées.</td></tr>
</table>

Étape 5 : organiser et mettre en cohérence l'ensemble des unités d'enseignement et des ECTS par semestre

Lorsque toutes les UE sont définies, elles sont mises en cohérence et la progression organisée dans le temps.

Cette étape s'appuie sur une réflexion approfondie portant sur la progression pédagogique souhaitée.

Le référentiel de formation, dans sa version finale, s'élabore dans un processus itératif entre les exigences de l'acquisition progressive des compétences, les contraintes d'organisation de la formation et les préoccupations pédagogiques.

7 Les apports du processus de construction de la nouvelle formation

La logique antérieure du programme de formation était basée sur les champs disciplinaires. La nouvelle logique induit des contenus de formation reliés aux compétences attendues et aux évolutions du métier.

Que va changer cette nouvelle logique de formation ? Apporte-t-elle des éléments nouveaux pour les étudiants, pour l'infirmier jeune diplômé, pour les patients ?

Des étudiants plus acteurs de leur formation

Les changements seront-ils tangibles pour les étudiants ?

Toute la construction de la formation vise à donner du sens au regard du métier. La logique des unités d'intégration permet de mieux intégrer les savoirs au fur et à mesure de la formation, d'en comprendre l'utilité au regard de situations rencontrées.

Un étudiant peut déjà découvrir des situations du métier au premier semestre, appréhender des premiers éléments du raisonnement clinique, comprendre, connaître et reconnaître les « cycles de la vie » tout en développant des premiers acquis sur les soins de confort et de bien-être.

L'approche des stages est différente. En amont, les travaux sur les situations avec les formateurs peuvent apporter une meilleure préparation. Durant les stages, les compétences à acquérir sont clarifiées tant pour l'étudiant que pour les professionnels qui l'encadrent. Des stages plus long permettent de pratiquer, de consolider les acquis.

Le portfolio qui suit l'étudiant tout au long de ses stages lui permet de mieux appréhender sa progression, d'analyser par écrit les situations vécues, les difficultés rencontrées.

En aval des stages, le temps d'échange sur l'expérience terrain est renforcé, enrichi, outillé. En effet, les unités d'intégration s'appuient pour une grande part sur les situations rencontrées par l'étudiant. Celui-ci pourra faire part de ses difficultés, de ses découvertes, de ses émotions, et prendre du recul, essayer de comprendre ce qui s'est passé, en tirer des points de repère pour d'autres expériences.

Les acquis de l'étudiant seront mieux capitalisés tout au long de la formation, ils seront rendus lisibles à travers les unités déjà validées et les éléments inscrits sur le portfolio.

Cependant la formation est exigeante : elle nécessite l'implication des étudiants. Il leur est demandé de mobiliser leurs savoirs, de décrire leurs actions et d'essayer de les expliquer. Ils doivent très vite mettre en œuvre une capacité d'analyse et de jugement. Ils ont à revenir sur leurs actions et remettre en cause leur manière d'agir pour l'améliorer, ce qui nécessite un climat pédagogique de bienveillance et de soutien dans la progression.

Des professionnels plus intégrés et engagés dans leurs actions

Ces changements peuvent-ils contribuer à un nouveau profil professionnel des infirmiers ?

La formation rénovée cherche à positionner des professionnels plus autonomes dans leur activité, plus sûrs de leurs acquisitions et qui sauront sans doute se situer plus facilement dans un monde professionnel complexe et mouvant.

L'idée qui traverse ce référentiel est celle d'un étudiant qui élabore lui-même les éléments de sa compétence à travers ses rencontres professionnelles. Il apprend à chercher par lui-même et à utiliser les ressources en compétences existantes autour de lui. Le professionnel de demain devrait savoir mieux se servir des moyens de son environnement pour construire sa pensée et son mode d'action.

La manière dont le professionnel aura intégré les savoirs, et aura acquis des savoirs fondamentaux devrait l'aider à se poser la question des connaissances dans chaque situation face à une personne en demande pour sa santé. Le moindre geste, même s'il peut paraître simple, demande en réalité de faire appel à des connaissances souvent importantes, car il se fait auprès de personnes plus fragiles.

La formation positionne différemment l'encadrement de proximité en stage. Les échanges sur les situations rencontrées par l'étudiant, outillés notamment par le portfolio, devraient alimenter une analyse des pratiques professionnelles et développer des discussions, des réflexions, des prises de position, des appels à des recherches et à des ressources, ce qui pourra servir de modèle au futur professionnel. La longueur des stages va aussi rendre plus accessible le « vrai » du métier : l'insertion dans une équipe, la participation aux rencontres, l'organisation des temps de travail dans les mêmes créneaux horaires, etc. Tous ces éléments pourront donner aux professionnels le goût de durer, de rester dans les équipes qui les auront bien accueillis.

Le développement des capacités d'analyse, de jugement, de critique, l'utilisation en situation des démarches de questionnement et de raisonnement devraient renforcer les compétences d'adaptation à des situations variées. Le professionnel de demain sera plus apte à percevoir rapidement les éléments qui caractérisent une situation, fût-elle nouvelle : urgence ou non, risque ou non, vulnérabilité ou non, etc. On peut penser que les professionnels seront plus armés face au besoin de trouver la distance juste, ni trop proche ni trop lointaine, afin de prendre soin des personnes, besoin de plus en plus prégnant compte tenu du climat d'émotion et de tension dans lesquels se fait souvent le travail.

Des formateurs et des encadrants terrain plus conscients de leur rôle et plus responsables

La nouvelle formation conduit chacun à réinterroger son rôle.

L'encadrant en stage n'a pas toujours le sentiment d'être lui-même un formateur. Or, dans la manière dont le référentiel va se mettre en place, sa position est renforcée par son rôle de transmission en proximité et par le regard qu'il va porter sur la progression de l'étudiant. Son apport est essentiel car le tuteur ne sera pas toujours présent, le maître de stage non plus. Il aura lui-même besoin du soutien de ses pairs pour bien réaliser ce travail.

Le tuteur de stage, nommé officiellement ainsi pour la première fois, mais qui existait déjà dans de nombreux endroits, va avoir un rôle précis de suivi du parcours de l'étudiant, et surtout de sa progression dans l'acquisition des compétences. Son jugement pédagogique sera nécessaire pour apprécier les acquis d'un étudiant, pour décider de lui montrer des activités précises, pour l'encourager à rencontrer des professionnels, pour lui rendre accessibles des ressources ou des lieux d'apprentissage, etc. Le tuteur devra développer ses propres compétences et savoir travailler en relation proche avec les formateurs de l'IFSI. Cette fonction demande une réelle attention aux personnes, elle est exigeante mais aussi porteuse de grand intérêt professionnel.

Les formateurs de l'IFSI verront également évoluer leur place dans la formation. Leur rôle se centrera davantage vers le suivi de la progression des étudiants, et vers la guidance dans les parcours.

Les formateurs devront développer de nouvelles compétences : travailler avec des groupes moins nombreux, réaliser des études de situations avec – et donc devant – les étudiants, valoriser les étudiants dans leurs recherches d'information et l'utilisation de leurs ressources, etc. Il est important que les formateurs, en s'appropriant ce référentiel, se posent la question de leur fonction, de leur place dans l'enseignement et surtout de l'importance que prennent leurs compétences en pédagogie dans ce programme.

Ils auront à participer à l'évolution du projet pédagogique de l'IFSI dans la logique du nouveau référentiel. Il s'agit par exemple de questionner l'organisation pédagogique : faut-il des responsables d'année ou de promotion ? Quels liens entre le formateur responsable de l'encadrement en stage et le formateur responsable du suivi pédagogique de l'étudiant ? Celui-ci suit-il l'étudiant pendant les trois années de sa formation ?

Cette évolution va dans le sens des projets déjà mis en place par de nombreuses équipes. Elle devrait valoriser le métier de formateur et être source d'intérêt, à travers le développement des échanges, dans l'équipe pédagogique et avec le terrain, à travers la mise en place d'une pédagogie plus interactive et une meilleure vision des résultats obtenus.

III Guide pratique de mise en œuvre d'une approche compétences dans la formation

Cette partie présente une vision concrète de la mise en place de la nouvelle formation.

Les IFSI sont déjà, pour une part d'entre eux, engagés dans des démarches pédagogiques d'analyse de situations professionnelles, notamment en lien avec les stages, et de construction d'outils dans ce sens. Le nouveau programme leur permettra de poursuivre ces démarches en les amplifiant et en les structurant.

La nouvelle formation doit permettre de mettre en place un processus de « production des compétences » des infirmiers.

Ce processus central, qui vise à bien former les infirmiers et à leur permettre d'acquérir les compétences nécessaires pour répondre aux besoins des patients et aux exigences de santé, comporte trois axes :

- la mise en œuvre d'une pédagogie à partir des situations professionnelles ;
- l'organisation des stages et la liaison IFSI – terrain ;
- la mise en œuvre d'une évaluation cohérente avec cette approche.

Nous développerons dans les trois premiers chapitres chacun de ces axes.

Pour que ce processus puisse se dérouler efficacement, il est nécessaire de l'appuyer par un pilotage pédagogique efficace qui porte notamment sur la coordination et l'organisation pédagogique au sein de l'IFSI.

Cette nouvelle démarche induit un nouveau rôle des formateurs et de l'encadrement terrain, rôle-clé pour la réussite de la formation. C'est pourquoi il est nécessaire de développer le management et la gestion des compétences des formateurs, ainsi que d'accompagner l'encadrement terrain dans ses missions. La mobilisation de ces acteurs autour des nouveaux objectifs est essentielle et ils doivent en retour y trouver une source de satisfaction et de reconnaissance.

Nous présenterons dans le quatrième chapitre les différents axes du pilotage pédagogique, indispensable pour soutenir la mise en œuvre de la nouvelle formation.

Enfin, la mise en place de ces différents processus va dans le sens d'une démarche qualité, au sens large, qui vise à améliorer la performance globale, tant du point de vue du terrain et des patients que des étudiants et des formateurs. Il s'agit également de devenir des partenaires efficaces de l'Université et de construire un projet commun efficient.

Dans ce sens, nous expliciterons dans ce même chapitre différents indicateurs d'évaluation qui permettront de répondre aux exigences universitaires d'évaluation de la formation et sur lesquels pourront s'appuyer les IFSI souhaitant s'engager dans une démarche qualité plus développée.

Dans chacun de ces chapitres, nous présenterons :

- les points clés liés à la nouvelle formation, illustrés avec des exemples ;
- le plan d'action pour mettre en place ces éléments.

Des fiches-outils permettront ensuite de détailler certains éléments.

L'objectif est d'offrir aux écoles une « boîte à outils » qui permette à chaque équipe de construire son projet, apporte des points de repère mais ne remplace pas la créativité des formateurs.

8 La mise en œuvre d'une pédagogie à partir des situations professionnelles

Les points clés

Les unités d'intégration, colonne vertébrale de la formation

L'enseignement s'articule autour des six unités d'intégration classées en « UE 5, Intégration des savoirs et posture professionnelle infirmière ».

En effet, les savoirs abordés dans les UE classées dans le domaine *sciences humaines, sociales et droit*, ainsi que dans les UE classées dans le domaine *sciences biologiques et médicales* doivent, pour une grande part d'entre eux, être mis en œuvre et utilisés en situation dans cette unité d'intégration.

De même, les savoirs, les méthodes et les techniques abordées dans les UE classées dans les domaines *sciences et techniques infirmières fondements* et *sciences et techniques infirmières interventions* doivent être mis en œuvre dans les UE 5 et dans les stages.

Cela implique une **articulation des contenus de l'ensemble des UE à partir des choix de situations abordées dans l'unité d'intégration**.

Ainsi, les contenus des unités d'enseignement doivent être construits non seulement pour transmettre les principaux savoirs du domaine mais également pour apporter des éléments précis indispensables pour que les étudiants puissent comprendre les situations concrètes abordées dans les unités d'intégration et agir dans ces situations.

Exemple : articulation des enseignements du premier semestre autour de l'unité d'intégration UE 5.1.S1 « Accompagner une personne dans la réalisation de ses soins quotidiens »

La première unité d'intégration, UE 5.1.S1 « Accompagner une personne dans la réalisation de ses soins quotidiens », est directement liée à plusieurs unités d'enseignement placées au 1er semestre.

- Les enseignements des UE suivantes, liées à la compétence 3, sont très directement articulés avec cette unité d'intégration (UI), qui abordera obligatoirement les savoirs correspondants : UE 2.10.S1 Infectiologie, hygiène ; UE 4.1.S1 Soins de confort et de bien-être.
- Le choix des situations étudiées dans l'UE 5.1.S1 va influencer :
  - le contenu des enseignements réalisés en amont dans les UE citées en les éclairant et en les enrichissant ;
  - la mobilisation de ces contenus ensemble et en situation dans l'unité d'intégration elle-même.

Ainsi, les savoirs ou savoir-faire à aborder dès l'unité d'intégration sont en lien direct d'une part avec la compétence correspondante, d'autre part avec le choix des situations étudiées.

- Les savoirs placés dans les UE du premier semestre reliés moins directement à la compétence 3, mais néanmoins utiles à sa mise en œuvre, sont aussi abordés dans l'UE d'intégration du semestre 1. Ils seront repris plus tard, mais leur mobilisation dans l'UI montre à l'étudiant l'utilité du croisement des connaissances lors d'études de situations. Ce sont les savoirs des UE suivantes :
  - UE 1.1S1 Psychologie, sociologie, anthropologie
  - UE 1.3.S1 Législation, éthique, déontologie
  - UE 2.2.S1 Cycles de la vie et grandes fonctions

Les contenus de ces UE peuvent également être précisés et étoffés en fonction des situations choisies pour l'unité d'intégration 5.1.S1

- Les savoirs placés dans les UE du premier semestre et reliés à d'autres compétences peuvent être également mobilisés, toujours dans le but de rendre lisible et visible leur utilité et leur utilisation, ce sont ceux des UE suivantes :
  - UE 2.1.S1 Biologie fondamentale
  - UE 2.4.S1 Processus traumatiques
  - UE 2.11.S1 Pharmacologie et thérapeutiques
  - UE 3.1.S1 Raisonnement et démarche clinique

Selon les choix des situations étudiées, des savoirs non encore enseignés peuvent aussi être abordés dans l'unité d'intégration. Par exemple, si pour étudier l'accompagnement lors des soins quotidiens, les formateurs choisissent de travailler avec les étudiants la manière d'accompagner une personne atteinte de pathologie d'Alzheimer, il sera nécessaire d'aborder des savoirs non encore connus de l'étudiant autour de la pathologie elle-même.

C'est pourquoi le lien entre les UE doit toujours être fait, et une traçabilité précise de ce qui se fait en formation pour chaque promotion d'étudiant doit être établie.

De la même manière, pour les unités d'intégration placées dans les semestres suivants, l'ensemble des savoirs abordés sont utilisés. Dans les semestres où les unités d'intégration sont en rapport direct avec deux compétences, c'est-à-dire les semestres 3, 4, 5, et 6, ce sont les savoirs directement liés à ces deux compétences qui sont davantage mobilisés. Ainsi, progressivement, l'ensemble des savoirs sont remobilisés au fur et à mesure de l'avancée de la formation et de la progression des étudiants.

La mise en œuvre de cette articulation entre les contenus des différentes unités d'enseignement nécessite donc deux axes de travail :

- en amont de la formation, le choix des situations étudiées dans les unités d'intégration et des échanges entre formateurs sur les contenus de l'ensemble des unités d'enseignement ;
- durant la formation, la traçabilité des contenus abordés dans chaque unité d'enseignement et des échanges entre formateurs sur les savoirs acquis en cours de formation.

Le schéma ci-dessous présente cette démarche pour l'exemple de l'unité d'intégration 5.1.S1 « Accompagnement dans la réalisation des soins quotidiens ».

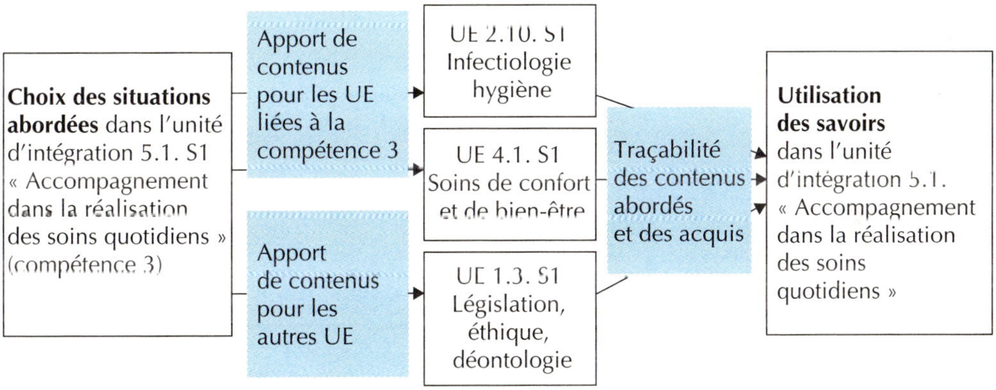

La santé et les pathologies, des savoirs mobilisés tout au long de la formation

Le choix opéré dans la formation est de permettre l'acquisition des savoirs liés à la santé et aux pathologies non par accumulation et empilage d'une liste de connaissances des disciplines médicales, mais par leur mobilisation tout au long de la formation.

Ainsi, la santé, au sens large du terme, est abordée à de nombreux endroits dans la formation, de même que le soin, versant actif de la participation du professionnel à l'amélioration de sa santé par la personne.

Les pathologies sont enseignées à travers les UE « processus pathologiques ». Ce système de classement des pathologies permet d'aborder leurs mécanismes d'apparition, leurs similitudes, leurs étiologies, avant de citer quelques pathologies fondamentales. L'idée est, ici encore, d'éviter une compilation de l'enseignement des disciplines médicales et des pathologies dont l'étudiant risque de ne plus se souvenir au sortir de ses trois années d'études. Le « pari pédagogique » est qu'il retienne mieux les mécanismes des processus et qu'il comprenne les liens avec l'anatomie et la physiologie des systèmes organiques et psychiques.

Ce choix a généré la définition d'une liste de pathologies dont l'enseignement sera obligatoire durant la formation, sachant que d'autres peuvent se rajouter en fonction soit de leur utilité pédagogique, soit des besoins de santé locaux ou régionaux, soit de l'évolution des pathologies elles-mêmes dans la population. C'est en quelque sorte une garantie que tous les infirmiers de France auront travaillé l'impact des pathologies citées sur la santé des personnes, sachant que d'autres auront pu être enseignées en sus.

Nommer les pathologies dans les unités d'enseignement sur les processus physiopathologiques ne signifie pas qu'il faille les enseigner toutes à cet endroit. Les modalités pédagogiques de ce référentiel, centrées sur l'étude des situations, montrent que nombre d'enseignements seront faits au travers de l'analyse des pratiques et des situations.

Dans l'exemple évoqué ci-dessus, la pathologie « Alzheimer » peut être enseignée au moment de l'UE sur l'accompagnement dans les soins quotidiens, même s'il faudra peut-être l'évoquer à nouveau au moment de l'enseignement des processus dégénératifs.

Autre exemple, le diabète ou l'asthme peuvent être travaillés au moment où s'effectue l'unité d'intégration « soins éducatifs et préventifs » si l'équipe pédagogique a souhaité, dans son projet, centrer les étudiants sur l'éducation des personnes atteintes de ces pathologies.

Ainsi, l'accent est mis à la fois sur une « liste des pathologies incontournables » à étudier (liste qui peut être complétée par les équipes pédagogiques) et sur des modalités d'enseignement qui utilisent les situations concrètes pour diffuser cet enseignement tout au long de la progression pédagogique.

Une pédagogie à construire pour les mises en situations et l'exploitation des situations rencontrées

La pédagogie mise en œuvre dans les unités d'intégration s'appuie sur deux modalités :

- l'exploitation des situations vécues en stage ;
- la mise en situation des étudiants.

Dans les deux cas, la démarche est identique.

À partir d'une situation apportée par l'enseignant ou rencontrée par l'étudiant, ce dernier doit rechercher activement des informations, agir dans la situation (ou décrire l'action réalisée en stage) et évaluer l'action menée.

L'enseignant se positionne en accompagnateur, porteur de savoirs complémentaires, et en aide à l'auto-évaluation.

L'évaluation des actions de l'étudiant est une démarche pédagogique et non une évaluation finale de l'UE. Il s'agit d'aider l'étudiant à identifier et analyser les résultats de ses actes afin qu'il puisse en tirer des enseignements et les comparer le cas échéant à des résultats attendus. Pour l'enseignant, il s'agit de repérer les savoirs utilisés et acquis, et ceux qui manquent, afin d'apporter des savoirs complémentaires.

Cette démarche doit se poursuivre par une structuration des acquis : que s'est-il passé dans cette situation ? Peut-on modéliser certains éléments ? Y a-t-il des invariants que l'on retrouverait dans d'autres situations ?

Puis l'étudiant doit être confronté à de nouvelles situations qui sollicitent les mêmes compétences afin d'expérimenter ses nouveaux acquis. Dans cette (ou ces) nouvelle(s) situation(s), le même cycle pédagogique doit être suivi : recherche d'informations, action, auto-évaluation accompagnée par le formateur, structuration des acquis.

Il peut s'agir d'une nouvelle situation travaillée dans la même unité d'intégration, mais également de l'exploitation de situations rencontrées dans le stage suivant.

Ce dernier point induit une continuité entre les unités d'intégration, notamment pour l'exploitation des situations vécues en stage, qui peuvent solliciter des acquis (et permettre de les consolider) issus des précédents semestres et des précédentes unités d'intégration.

Dans ce cas également, la traçabilité des situations travaillées et rencontrées par chaque étudiant est nécessaire.

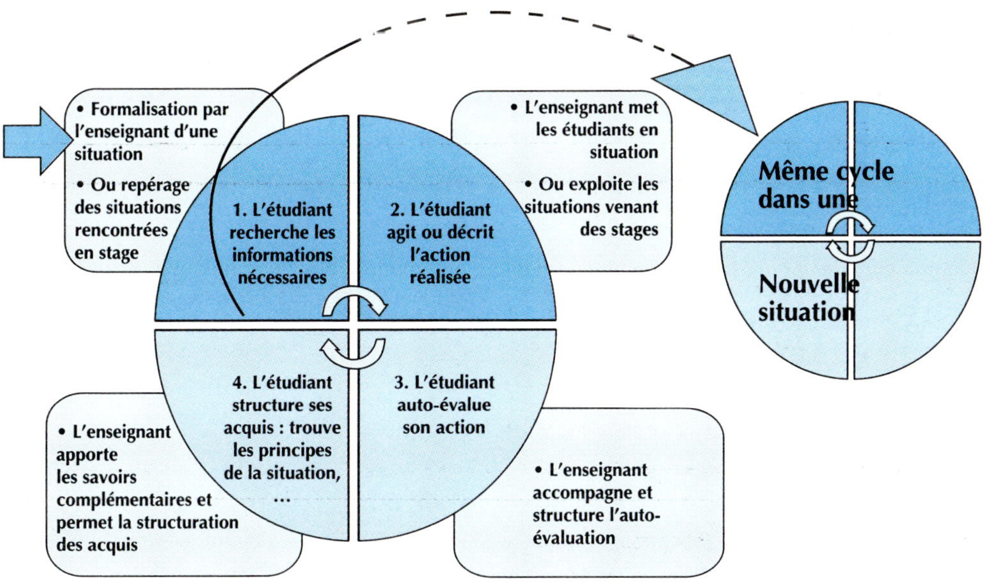

Le plan d'action

Étape 0 : appropriation du référentiel de compétences et du référentiel de formation par les formateurs

Cette étape peut faire l'objet d'échanges entre formateurs sur les nouveaux contenus, ce qui leur semble important, différent, difficile ou intéressant à mettre en œuvre, sur leur propre positionnement face à ce référentiel.

Cet échange, permettant une meilleure appropriation qu'une lecture isolée, peut constituer la première étape d'un séminaire pédagogique sur la mise en œuvre de la nouvelle formation.

Étape 1 : choix des « situations » abordées dans les unités d'intégration

Les formateurs ont à choisir les situations sur lesquelles les étudiants vont intervenir. Une situation se définit par un certain nombre d'éléments, dont le processus pathologique, les caractéristiques de la (ou des) personne(s) concernée(s), le lieu, les intervenants, etc.

Dans la phase de construction du référentiel de formation, des situations ont été travaillées en lien avec chaque compétence, elles peuvent donc être utilisées. D'autres situations permettant l'apprentissage des savoirs et savoir-faire seront choisies par les équipes pédagogiques et viendront s'ajouter au fur et à mesure. Ainsi des « banques de situations » peuvent être constituées et échangées entre formateurs et entre IFSI, même si, à chaque fois, le formateur devra en personnaliser les éléments et établir le lien avec son environnement professionnel.
À titre d'exemple et en précisant bien que nombre d'autres situations peuvent être choisies, vous trouverez dans le tableau ci-après les situations utilisées par le groupe de travail au moment de l'élaboration du nouveau référentiel.

Situations clés utilisées lors de l'élaboration du référentiel de formation du Diplôme d'État d'infirmier et qui peuvent être reprises en formation

Situations	Lieux d'exercice	Population[a]	Problématique santé/Situation médicale[b]	Famille de situations[c]
Compétence 1 – Évaluer une situation clinique et établir un diagnostic dans le domaine infirmier				
Évaluation de la situation d'une personne présentant un AVC	Établissement de santé	Plus de 50 ans	Accueil d'une personne/AVC	Aiguë ou urgence
Évaluation de la situation d'une personne qui présente une inversion de l'humeur dans le cadre d'un suivi au long cours	Établissement de santé	Adulte	Psychiatrie et santé mentale/ Psychopathologie	Aiguë ou chronique
Évaluation de la situation pour la prise en charge d'un enfant autiste en hôpital de jour	Établissement de santé, structure de jour	Enfant	Psychiatrie infantile	Chronique ou vie

▶

Situations	Lieux d'exercice	Population[a]	Problématique santé/Situation médicale[b]	Famille de situations[c]
Compétence 2 – Concevoir et conduire un projet de soins infirmiers				
Préparation à la sortie d'une personne prise en charge pour une addiction d'alcool	Liaison hospitalisation, domicile	Adulte	Alcoolisme	Chronique ou vie
Élaboration et contractualisation d'un projet de retour à domicile pour un patient ayant une insuffisance rénale sévère/hémodialyse	Établissement et domicile	Adulte/Mon de rural	Néphrologie	Chronique ou aiguë ou fin de vie
Élaboration d'un projet de soins en hospitalisation pour une femme devant subir une mammectomie et une radiothérapie per-opératoire	Établissement	Adulte/Femme	Chirurgie/Cancérologie/Situation d'intervention	Aiguë ou chronique
Compétence 3 – Accompagner une personne dans la réalisation de ses soins quotidiens				
Accompagnement d'une personne atteinte de la maladie d'Alzheimer et de sa famille	Établissement de santé	Personne âgée	Alzheimer	Chronique
Accompagnement d'une personne porteuse d'un handicap lourd	Domicile	Jeune adulte	SLA, neurologie (handicap lourd)	Chronique
Accompagnement d'une personne ayant un AVC pour sa toilette	Dom et établissement	Adulte/Personne âgée	AVC	Aiguë
Compétence 4 – Mettre en œuvre des actions à visée diagnostique et thérapeutique				
Mise en œuvre d'un protocole d'antibiothérapie pour un enfant porteur d'une pathologie infectieuse (gastro-entérite)	Établissement de santé/Pédiatrie	Enfant (0 à 2 ans)	Pathologie infectieuse (gastro-entérite)/Calcul de doses	Aiguë
Mise en œuvre d'une transfusion sanguine auprès d'une personne polytraumatisée en service d'urgences	Établissement	Adulte	Transfusion sanguine/Hémovigilance/Polytraumatisme	Urgence
Prise en charge d'un patient hospitalisé en psychiatrie/état d'agitation, agressivité verbale	Établissement	Adulte	Psychiatrie, violence	Crise ou aiguë
Prise en charge d'un patient avec un infarctus du myocarde en service intensif de cardiologie	Établissement	Adulte	Cardiologie	Aiguë ou urgence
Mise en œuvre d'une chimiothérapie anticancéreuse	Établissement	Adulte	Cancérologie	Aiguë

Situations	Lieux d'exercice	Population[a]	Problématique santé/Situation médicale[b]	Famille de situations[c]
Compétence 5 – Initier et mettre en œuvre des soins éducatifs				
Éducation d'un patient atteint de diabète dans le cadre d'un parcours de soin	Établissement et domicile	Adulte	Maladies métaboliques/ Nutrition	Chronique ou vie
Éducation thérapeutique d'un enfant porteur d'un handicap ou d'une maladie chronique	Collectivité ou domicile	Enfant	Pathologie chronique de l'enfance (asthme…)	Chronique ou vie
Élaboration et mise en œuvre d'une démarche de santé publique auprès d'un groupe d'adolescents repéré/risques	Collectivité	Groupe/Adol escents	Conduite à risque/Addiction ou autodestruction	Vie
Accueil d'un adolescent qui se plaint de troubles du sommeil	Collectivité/ Scolaire	Enfant/ Adolescent	Besoins/Troubles du sommeil	Vie ou crise
Compétence 6 – Communiquer et conduire une relation dans un contexte de soins				
Accompagnement d'une personne en fin de vie et en soins palliatifs et de sa famille	Établissement ou domicile	Adulte/ Personne âgée	Soins palliatifs	Fin de vie
Mise en place d'un lien de confiance avec une personne âgée entrant en résidence et la famille	Maison de retraite	Personne âgée	Gérontologie	Étape de vie
Prise en charge d'un patient névrosé en psychiatrie avec anxiété	Établissement	Adulte	Psychiatrie	Crise
Relation avec une personne en état d'agitation dans un service de psychiatrie	Établissement	Adulte	Psychiatrie	Aiguë
Mise en place d'une relation thérapeutique avec une personne en situation de refus de soins ou de déni de maladie (entretien…)	Établissement	Adulte	Psychiatrie	Chronique
Compétence 7 – Analyser la qualité des soins et améliorer sa pratique professionnelle				
Discussion en équipe face au refus de soins d'un patient devant subir une intervention chirurgicale	Établissement	Adulte/ Famille	Éthique/ Déontologie/ Conflit de valeurs	Vie
Traitement d'un incident critique (EIG – chute d'un patient) dans le cadre d'une équipe	Établissement		EPP/Risques professionnels	
Analyse des dysfonctionnements dans le circuit d'élimination des déchets en soins ambulatoires	Établissement/ Domicile		Hygiène/ Prévention des risques infectieux	

Situations	Lieux d'exercice	Population[a]	Problématique santé/Situation médicale[b]	Famille de situations[c]
Compétence 8 – Rechercher et traiter des données professionnelles et scientifiques				
Recherche de données scientifiques à partir d'une problématique de soins infirmiers/prise en charge de personnes/ulcère variqueux	Établissement/ Domicile	Personne âgée	Étude bibliographique, recherche de données probantes	
Compétence 9 – Organiser et coordonner les interventions soignantes				
Organisation de ses propres activités dans le cadre d'un parcours coordonné en intra-hospitalier	Établissement		Parcours coordonné/ Réseau de soins	
Présentation de la situation d'un patient au cours d'une réunion de transmission	Établissement ou domicile		Information/Prise en charge collective/ Organisation du travail	
Élaboration du dossier de soin à domicile	Domicile/ Cabinet libéral		Dossier de soins/ Continuité des soins/ Réseaux de soins/ Relation CPAM, pharmacien…	
Compétence 10 – Informer, former des professionnels et des personnes en formation				
Encadrement en stage	Établissement ou domicile ou collectivité		Encadrement/ Responsabilité/ Pédagogie	
Évaluation d'une pratique de soins (toilette) réalisée par une aide-soignante venant d'intégrer un service	Établissement		Évaluation des soins, pratique professionnelle	

a. Population : âge/sexe/catégorie socioéconomique/catégorie socioculturelle/individu ou groupe.
b. Problématique santé/situation médicale : pathologie prévalente/traitements clés/situations à risques.
c. Familles de situations : chronique/aiguë/urgence/étapes du développement, vie/fin de vie.

ÉTAPE 2 : REPÉRAGE DES SAVOIRS ET SAVOIR-FAIRE MIS EN ŒUVRE DANS LES SITUATIONS ET MISE EN LIEN AVEC LES UNITÉS D'ENSEIGNEMENT

Les formateurs repèrent les savoirs mobilisés lors de l'étude des situations choisies et identifient les unités d'enseignement dans lesquelles ils devront être abordés. Ils repèrent ainsi la nature et les niveaux des savoirs enseignés à chaque semestre.

Le référentiel de formation étant déjà construit sur ce principe, les contenus des unités d'enseignement définis au niveau national prennent en compte les savoirs et savoir-faire requis pour les situations clés indiquées dans le tableau ci-dessus (tableau des situations clés utilisées lors de l'élaboration du référentiel de formation).

Il ne s'agit donc pas de « reconstruire » l'ensemble des UE, mais de les compléter par des contenus issus de situations travaillées ou modifiées dans le cadre du projet pédagogique. Cette construction peut se dérouler dans le temps.

L'analyse des savoirs et savoir-faire mis en œuvre dans les situations permet également de construire les objectifs et les contenus des unités d'intégration.

Fiche-outil n° 1
« Situations professionnelles, lien avec les unités d'enseignement »

ÉTAPE 3 : CONSTRUCTION ET MISE EN ŒUVRE DES MODALITÉS PÉDAGOGIQUES POUR LES UNITÉS D'INTÉGRATION

L'équipe pédagogique construit les modalités d'animation des unités d'intégration à partir des situations professionnelles choisies et de la compétence ciblée.

Définir la progression et les séquences pédagogiques au sein de l'unité d'intégration

Il s'agit d'identifier à partir des situations choisies, celles qui vont permettre de mettre en œuvre la progression de l'étudiant sur trois paliers :

- 1 – Comprendre la situation et le résultat attendu
- 2 – Agir et apprécier le résultat de son action
- 3 – Conceptualiser et s'adapter à de nouvelles situations

Par exemple, une première situation peut permettre la phase de « compréhension » et d'« action », une deuxième peut permettre de transposer ses compétences dans une nouvelle situation et de structurer ses savoirs.

Il s'agit également de prévoir l'articulation avec l'exploitation des situations rencontrées en stage. En effet, des séquences pédagogiques de « débriefing » de stage sont à prévoir. D'une part, elles permettent aux étudiants de bénéficier d'un temps d'échanges approfondi sur ce qu'ils ont vécu, sur leurs difficultés éventuelles, sur leur vision de leur futur métier. D'autre part, elles vont être essentielles pour analyser les situations rencontrées et structurer les savoirs.

Enfin, l'équipe pédagogique définit le positionnement dans le temps de ces différentes séquences.

Définir les modalités de mise en situation

Les formateurs définissent et formalisent les modalités de « mise en situation » : études de cas individuelles, études de cas abordées en petits groupes, jeux de rôle, etc.

Certaines situations vont nécessiter une recherche d'information préalable : bibliographie, internet, enquête auprès de personnes ressources, etc. Il faudra prévoir le temps nécessaire entre deux séquences d'intervention, cette recherche relevant du travail personnel de l'étudiant.

Les études de cas abordées de façon individuelle vont permettre une réflexion personnelle de l'étudiant. Si elles sont abordées en petits groupes, elles vont permettre un questionnement plus approfondi à travers les échanges. À ce stade, le travail en groupe accompagné par le formateur pourra être privilégié, mais il faudra veiller à ce que chaque étudiant soit actif.

Les jeux de rôle présentent l'intérêt de placer l'étudiant en situation réellement active et de permettre une évaluation en groupe de la manière dont la situation a été traitée. La difficulté réside dans le temps nécessaire pour que chaque étudiant puisse jouer un rôle actif.

Unité d'intégration 5.1	1re situation choisie	Étude de cas Travaux en petits groupes	Étude de cas : – formalisation du cas – informations à rechercher – ce qui est demandé à l'étudiant – resultats attendus
	2e situation choisie	Jeu de rôle	

Définir des modalités d'exploitation des situations rencontrées en stage

L'exploitation des stages doit être basée sur une analyse par l'étudiant des situations rencontrées et des questions ou difficultés auxquelles il a été confronté, il est donc important qu'il puisse recueillir lui-même des informations sur ce qu'il a vécu en stage.

Dans le « Portfolio de l'étudiant », il est proposé un outil de recueil d'informations et un outil de suivi des acquis de l'étudiant. Celui-ci note les principales situations qu'il a rencontrées, il en propose une analyse et devient ainsi acteur de sa formation à partir de l'analyse de ce qu'il a vécu.

À partir de ce recueil d'informations, les modalités d'exploitation peuvent être individuelles ou collectives.

Les formateurs ont à mettre en place :

- des modalités d'expression des étudiants sur les situations rencontrées ;

- des modalités d'exploration de ces situations à partir d'un travail individuel ou collectif : description, approfondissement, structuration de la situation, recherche d'informations complémentaires ;
- l'apport des savoirs complémentaires, soit par recherche d'information individuelle de l'étudiant, soit par rapport des enseignants, le cas échéant en s'appuyant sur des échanges avec les maîtres de stage ;
- l'auto-évaluation des actions réalisées dans la situation et la structuration des acquis.

Fiche-outil n° 2
« Animation d'une unité d'intégration »

9 L'organisation des stages et la liaison IFSI – terrain

Les points clés

La connaissance des lieux de stage et de leurs ressources

Tous les lieux de stage ne sont pas identiques et n'offrent pas aux étudiants les mêmes ressources. Une connaissance approfondie de celles-ci est donc nécessaire pour un choix de terrain adapté aux besoins des étudiants.

Un travail de préparation doit se réaliser au sein des équipes qui vont encadrer les étudiants. Les formateurs des IFSI y contribuent afin de guider l'expression des ressources des équipes qui, étant concernées au premier chef, ne mesurent pas toujours les richesses dont elles disposent pour aider les étudiants dans leur construction professionnelle.

La construction de parcours de progression individualisés

Chaque étudiant doit pouvoir progresser à son rythme. En effet, quels que soit le parcours de stage et les ressources mises à sa disposition, il est important de le laisser avancer en découvrant sa propre manière de progresser, c'est-à-dire d'intégrer savoirs et savoir-faire.

L'objectif est bien que la totalité des éléments de compétences aient été acquis en fin de formation, mais le parcours peut être « personnalisé » et la rapidité de progression différente. Il faut que chaque étudiant puisse comprendre comment il apprend, comment il peut lui-même mesurer ses avancées et ses lacunes, et comment il peut utiliser les ressources qui sont à sa disposition. En effet, s'il est capable de regarder sa propre manière d'apprendre, il pourra mieux profiter des moments de cet apprentissage et mettra toutes les chances de son côté pour avancer. Il « apprendra à apprendre », c'est ensuite un mécanisme qu'il gardera durant toute sa vie professionnelle.

Ce principe conduit à la fois à un suivi rigoureux de la progression de chaque étudiant pour bien cibler ses avancées et ses difficultés et également des mises au point fréquentes avec lui afin de lui donner les moyens de se situer par rapport à une progression « moyenne » ou habituelle. En effet, il existe des étapes de progression incontournables, ce sont celles des exigences de la certification :

- acquisition de la compétence 3 en fin de première année ;
- acquisition de la moitié des compétences en fin de deuxième année ;
- acquisition de l'ensemble des compétences en fin de formation.

Il existe également un schéma de progression correspondant à un profil « moyen » de progression qui peut aider à la réflexion entre le tuteur et le stagiaire.

En cas de difficulté (écarts trop importants avec un parcours habituel, incohérence dans les apprentissages, mauvaise appréciation de l'étudiant sur sa propre manière d'apprendre, faible investissement dans l'apprentissage, etc.), le rôle du tuteur ou du maître de stage est d'en avertir le formateur référent du stage afin de susciter un point d'étape et, le cas échéant, des modifications au parcours de stage.

Ainsi, des modifications ou améliorations de trajectoire peuvent être proposées dans l'intérêt du stagiaire : changement de lieu de stage si l'étudiant n'apprend pas suffisamment, horaires adaptés à ceux des personnels pour des étudiants ayant déjà de la maturité et un bagage suffisant, journées dans des lieux qui permettent à l'étudiant de comprendre les soins et de suivre le trajet du patient (consultations, bloc opératoire, stérilisation, etc.), etc.

La nécessité de guider l'étudiant et de suivre sa progression

Le référentiel de formation accorde la plus grande importance à la progression des étudiants dans un climat d'ouverture fait à la fois de rigueur et d'exigence dans les résultats, et de souplesse dans les moyens.

Le focus se fait sur les acquisitions, qu'elles soient de connaissances, de techniques ou de comportements. Un point ici mérite l'attention : le « savoir-être » comme certains le nomment, n'est pas cité dans le référentiel en tant que tel, il traverse l'ensemble des savoir-faire et se lit dans les actions mises en œuvre par l'étudiant. Il est notamment partie intégrante de la compétence 6, « communiquer et conduire une relation dans un contexte de soins ».

Les principes pédagogiques de ce référentiel vont dans le sens de la création de liens entre les apprentissages. L'allongement de la durée des stages poursuit la même finalité, permettre à l'étudiant une intégration progressive des savoirs et des savoir-faire en relation avec la résolution de questions professionnelles. Les personnes qui forment l'étudiant, à l'IFSI et sur les lieux de stage, doivent l'aider à se questionner sur sa manière de construire sa posture, c'est-à-dire sa propre « identité professionnelle ».

Clairement, l'étudiant doit se poser la question du sens et de la combinaison des savoirs dans les compétences en vue de prendre soin de la personne. Il est donc nécessaire de souligner avec lui ses acquisitions, non comme une addition d'éléments fractionnés, mais comme la mise en action d'une combinaison de ces éléments que l'évaluation distingue seulement pour mieux les cibler.

Ceci implique concrètement de guider l'étudiant pour qu'il progresse, et de ne pas le laisser sans repères. Il faut donc lui proposer des balises, lui fixer des objectifs atteignables qui l'incitent à avancer, et s'enquérir souvent de sa progression dans ses apprentissages.

Le portfolio de l'étudiant, un outil en adéquation avec les principes pédagogiques

La suppression des « mises en situation professionnelles » comme méthodes formalisées d'évaluation n'élimine en aucune façon ces mises en situation comme moyens pédagogiques. Si la « MSP » n'a pas été retenue dans la nouvelle version du programme, c'est qu'elle était devenue au fil du temps un moment certes privilégié, mais aussi très « spectaculaire » au sens premier du spectacle, c'est-à-dire de la mise en scène d'une situation en y préparant l'ensemble des acteurs. L'intérêt d'une évaluation continue de type plus cinématographique que photographique est de suivre la progression de l'étudiant tout au long de ses stages, et de lui apporter des repères pour avancer.

Ainsi le nouvel outil, le portfolio, met l'accent à la fois sur l'acquisition des compétences et le rôle d'acteur de l'étudiant. Attention, son utilisation ne peut pas être « mécanique » et se substituer au débat qui doit entourer son écriture. En effet, au-delà des outils, les étudiants ont besoin d'échanger avec les professionnels, de confronter leurs représentations des situations rencontrées. Ces interactions les aideront à se structurer et à prendre confiance.

Il est demandé à l'étudiant d'observer un ensemble de situations courantes sur son terrain de stage. Tout est pris en compte, les moments auprès du patient, ceux qui se vivent dans l'équipe, les réactions devant les aléas auxquels sont soumis les professionnels. Il s'agit plus d'un « positionnement professionnel » que de l'addition d'actes. La durée des stages va dans le même sens, permettre la construction d'une identité professionnelle et éviter l'effet « zapping » qui fait croire que papillonner rend compétent.

Ceci ne signifie nullement la fin de ces moments privilégiés où formateurs, professionnels et étudiants se retrouvent autour de situations, d'activités ou d'actes techniques précis. L'encadrement « en stage » des formateurs de l'IFSI est toujours possible, mais la réflexion sur leur rôle peut aussi évoluer. N'est-il pas davantage auprès des professionnels pour structurer avec eux leur encadrement ?

Le plan d'action

Étape 0 : appropriation des outils et établissement d'une stratégie de collaboration entre formateurs IFSI/terrains

Les formateurs d'une part, les responsables de l'encadrement dans les stages d'autre part, doivent s'approprier les nouveaux outils du référentiel de formation. En effet, outre une bonne connaissance de ce référentiel, l'utilisation du portfolio est importante à comprendre puisque c'est autour de ce document que vont s'opérer les échanges entre étudiants, formateurs et responsables de l'encadrement.

Le temps de stage est très valorisé dans ce nouveau référentiel. Il devient nommément le lieu privilégié de l'acquisition des compétences, c'est-à-dire clairement celui où l'étudiant se transforme progressivement en professionnel.

Ce temps doit donc être accompagné non seulement de présence et d'attention à la personne de l'étudiant, mais aussi d'échanges construits autour des pratiques professionnelles.

Pour cela, des échanges en amont entre les responsables des deux lieux de formation, IFSI et terrain, doivent permettre de bien réfléchir aux rôles de chacun et de mettre au point une stratégie de rencontres futures pour le suivi de la mise en place des nouveaux outils et de l'encadrement des étudiants.

Étape 1 : recherche et choix des lieux de stage

La recherche des lieux de stage pose parfois problème : nombre de stages insuffisant, personnels surchargés et peu formés à l'encadrement, inquiétude quant à la responsabilité touchant à l'évaluation des stagiaires dans ce nouveau programme.

Aucune recette miracle n'existe dans ce domaine. Il est certain, cependant, qu'une plus grande proximité entre les lieux de stage et les IFSI va dans le sens d'une réassurance et d'une mise en confiance des personnes chargées de l'encadrement, d'autant que celles-ci ont déjà l'expérience du tutorat.

Quatre catégories de stage ont été fixées, elles correspondent à des familles de situations rencontrées :

- situations de soins de courte durée pour des personnes ayant besoin de soins aigus, dont le traitement nécessite une hospitalisation qu'elle soit dans un secteur public ou privé ;
- situations de soins chroniques, c'est-à-dire donnés à des personnes qui en vivent les effets de manière prolongée et qui doivent s'adapter et adapter leur mode de vie pour longtemps ou pour toujours à leur état de santé ;
- situations de soins pour des personnes dont la santé mentale est affectée et qui vivent des difficultés psychiques ou psychiatriques qui demandent un suivi médical ;
- situations de soins dans des contextes où les personnes peuvent être atteintes de l'une ou l'autre des pathologies ou vivre des difficultés de santé variées, mais qui sont pris en charge dans des lieux non dédiés (domicile, lieu de travail ou de scolarité, lieux collectifs également).

La frontière entre ces différentes catégories est parfois claire, parfois plus difficile à cerner, puisque des questions concrètes se posent : où placer l'hospitalisation à domicile ? Comment considérer des soins de longue durée mais qui sont très « technicisés » ? Etc. Les formateurs devront choisir. L'idée n'est pas de contraindre, mais de susciter une réelle recherche des ressources pour les étudiants dans chacune des catégories de stage. En effet, le croisement des activités réelles proposées dans un stage et des compétences pouvant être développées (par exemple l'autonomie dans les soins à domicile) peut contribuer au classement du lieu de stage dans l'une de ces quatre catégories.

La vision doit être pragmatique : qu'apprendront les futurs infirmiers sur ce lieu ? Mieux vaut se fixer trois ou quatre critères et bien les suivre que les démultiplier.

Le manque de terrains de stage peut avoir comme conséquence une acceptation de tous les lieux de « bonne volonté » qui se proposent pour recevoir les étudiants. À partir de cette réalité, formateurs, professionnels et cadres de terrain, sont amenés à faire le point sur les points forts et les points faibles de leur encadrement. Là, comme ailleurs, il s'agit de viser une progression sur quelques points précis et non des exigences trop fortes qui risquent de décourager. Les stagiaires sont aussi capables d'apprécier les situations, et ce n'est pas toujours dans les endroits les mieux pourvus en personnel qu'ils se sentent mieux encadrés et écoutés.

Fiche-outil n° 3
« Choisir un stage, le site qualifiant »

ÉTAPE 2 : CHOIX DES OBJECTIFS EN RELATION AVEC LES SITUATIONS ET LES ACTIVITÉS RENCONTRÉES

Les quatre catégories de stage sont en relation avec les « familles de situations » rencontrées sur ces lieux. Le fait de caractériser, pour chaque catégorie, les situations les plus fréquemment rencontrées et les activités réalisées, peut faciliter l'élaboration d'objectifs pour les étudiants.

Par exemple et de manière un peu paradoxale, il est parfois plus aisé d'apprendre à réaliser des soins et des activités dites « techniques » dans des établissements de long séjour que dans des unités de centre hospitalier universitaire où les actes invasifs se font en milieu stérile et donc hors de l'unité de soins.

Dans le modèle proposé par le portfolio pour l'acquisition des compétences, l'évaluation se fait à partir de trois axes :

- l'acquisition des éléments de chacune des compétences ;
- l'acquisition des gestes et des techniques pour la réalisation de certaines activités ;
- l'analyse par l'étudiant de sa progression.

Les professionnels qui vont encadrer l'étudiant et les formateurs de l'IFSI peuvent réaliser ensemble une analyse des activités pouvant être confiées à l'étudiant et des situations à privilégier, en lien avec l'activité globale du lieu de stage et les compétences et techniques à acquérir. Ce travail peut permettre de fixer plus facilement des objectifs de stage. Il peut également alimenter la réflexion sur le livret d'accueil et d'encadrement des étudiants.

Ces objectifs peuvent recouvrir les trois types d'objectifs assez classiques lors d'un départ en stage :

- ceux qui sont en relation avec les ressources du stage ;

- ceux qui sont en relation avec le parcours de formation des étudiants (semestre, etc.) ;
- ceux qui sont en relation avec la progression personnelle de cet étudiant-ci (éléments déjà acquis ou non acquis dans un autre stage, etc.)

Par exemple : l'étudiant devra être capable de préparer la sortie d'un patient hospitalisé en psychiatrie et d'analyser les points communs et les spécificités par rapport à la sortie d'une autre personne dans un service de soins aigus.

Plus les objectifs seront précis, en rapport avec les compétences, avec les trois paliers d'apprentissage et avec le suivi personnalisé de l'étudiant, plus le travail du tuteur en sera facilité. Il pourra alors reprendre avec lui les éléments de son apprentissage pour le faire progresser.

Fiche-outil n° 4
« Fixer des objectifs de stage »

ÉTAPE 3 : INFORMATION DES PROFESSIONNELS QUI VONT ENCADRER LES ÉTUDIANTS SUR LES NOUVELLES MODALITÉS DE FORMATION

Les rapports entre les IFSI et les lieux de stage sont établis depuis longtemps, et généralement formalisés. Il existe souvent des procédures pour les mises en stage des étudiants. De plus en plus fréquemment, les IFSI se rencontrent pour éviter la concurrence sur la réservation des lieux et mettre en place des démarches communes.

Ce sont les directions de soins, IFSI et lieux de stage qui, souvent, ont prévu ensemble des modalités de placement des stagiaires et d'organisation des stages. Des rencontres ont lieu bien en amont de la rentrée scolaire pour « réserver » des terrains et un nombre de places. Ceci ne devrait pas changer. Lors de ces réunions, les questions de qualité devront être aussi abordées, et les débats renforcés.

L'organisation prévue par le référentiel de formation diffère de la précédente et certains éléments devront donc être revus. La durée globale des stages a diminué de huit semaines et les étudiants vont bénéficier maintenant de leurs congés d'été. En conséquence, les stages seront répartis sur une période plus courte : 10 mois sur 12.

Les stages sont plus longs, de 5 à 10 semaines, la plupart d'entre eux étant de 10 semaines. Les étudiants de première année, les plus difficiles à placer, ne seront que cinq semaines en stage pendant le premier semestre, et dix semaines le second semestre.

Au dernier semestre, les étudiants seront sur le terrain 15 semaines organisées en deux stages. L'encadrement en fin de parcours de formation soulevant moins de questions, le placement des étudiants devrait être facilité.

Le stage de fin de formation sera, comme précédemment, un stage choisi par l'étudiant qui pourra ainsi mieux construire son « projet professionnel ».

Les étudiants recherchent souvent des lieux où ils se sentent reconnus en tant que personne et dans leur façon de concevoir leur futur métier, des lieux où ils ont le sentiment d'apprendre, mais également celui d'apporter à l'équipe. La qualité de l'encadrement a souvent des conséquences très importantes, les étudiants trouvant dans les professionnels des « modèles » ou des « contre-modèles » dont ils parlent encore plusieurs années plus tard.

Dans tous les cas, un échange entre les équipes pédagogiques de l'IFSI et les équipes d'encadrement des terrains de stage est indispensable. Si cette information peut être faite de façon regroupée en début d'année, elle doit aussi se poursuivre par des échanges plus personnalisés sur chacun des lieux de stage.

Fiche-outil n° 5
« Informer les lieux de stage »

ÉTAPE 4 : MISE EN PLACE DES MODALITÉS DE SUIVI DES STAGES

Le suivi des étudiants en stage implique la mise en place de modalités de travail en commun entre les formateurs de l'IFSI et les professionnels des terrains de stage.

À partir des grandes orientations définies entre les deux directions de soins, institut de formation et direction de soins en établissement, ces modalités se déclinent selon les lieux de stage. Les modalités sont parfois définies directement avec les personnes, c'est le cas des stages dans le secteur libéral par exemple.

Le suivi des stages comportera des entretiens entre un formateur de l'IFSI et le tuteur ou le maître de stage :

- avant le stage, sur la nouvelle organisation de la formation, les modalités de l'encadrement, les activités pouvant être réalisées et les points clés de l'accueil et de l'accompagnement des étudiants ;
- pendant le stage, sur la progression des étudiants, leurs demandes de séjour dans d'autres unités, les conflits éventuels ou les points qui interrogent l'équipe ;
- en fin de stage, sur le bilan des acquis des étudiants.

L'utilisation des outils d'évaluation fera l'objet d'échanges afin que chaque professionnel en comprenne bien le but et les modalités de fonctionnement.

Les temps d'analyse de la pratique professionnelle qui seront prévus, soit à l'IFSI, soit sur le lieu de stage, seront particulièrement importants. Ces temps seront préparés par les deux types de formateurs : ceux des IFSI et les encadrants des terrains de stage. Il s'agira de travailler avec les étudiants à partir de situations qu'ils auront rencontrées (*cf.* fiche-outil 2, « Animation d'une unité d'intégration »). Ces temps peuvent être très formateurs et nécessitent de réelles capacités pédagogiques d'animation afin d'en faire des objets de formation.

Afin que les milieux cliniques jouent pleinement leur rôle d'encadrement, il faut que les formateurs des IFSI reconnaissent les professionnels de terrain comme des formateurs à part entière. Ce ne sont pas les mêmes savoirs qui sont abordés ou évoqués, mais c'est sur le terrain que se construisent les positions professionnelles ; c'est aussi sur le terrain que les étudiants comprennent ce qu'est le métier.

10 La mise en œuvre d'une évaluation cohérente avec cette approche

Les points clés

Une évaluation qui combine l'obtention des crédits européens et l'acquisition des dix compétences du référentiel

Pour acquérir le diplôme, l'étudiant doit avoir obtenu les 180 crédits européens correspondant à l'acquisition des dix compétences du référentiel.

En effet, dans le cadre du système de crédits européens (*European credits transfer system, ECTS*), chaque unité d'enseignement correspond à un nombre défini de crédits européens, un semestre correspondant à 30 crédits et une année de formation à 60 crédits[1].

Les règles d'évaluation et de validation des unités d'enseignement d'une part, et des stages d'autre part, sont définies. Les unités d'enseignement et les crédits correspondants sont capitalisables.

L'ensemble de ces évaluations permet également de mesurer l'acquisition des dix compétences, de façon progressive au cours de la formation.

Pour obtenir le diplôme, il est nécessaire que ces dix compétences aient été acquises. Le jury final se prononce sur la validation de chacune de ces compétences à partir des éléments à sa disposition.

1. *Cf.* présentation du système ECTS, Partie 1.

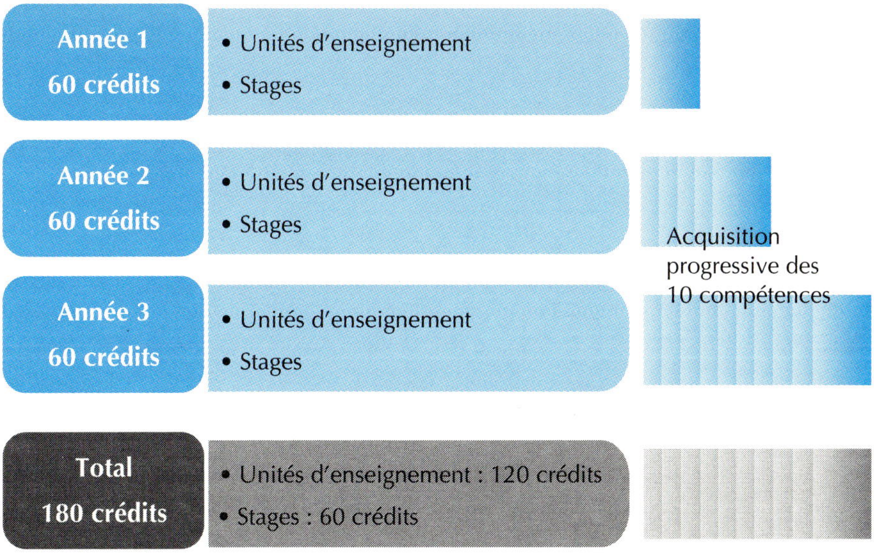

L'ÉVALUATION DES UNITÉS D'ENSEIGNEMENT : DES MODALITÉS ET DES CRITÈRES DÉFINIS, PERMETTANT D'ÊTRE CERTAIN QUE L'ÉTUDIANT MAÎTRISE LES PRINCIPAUX SAVOIRS REQUIS

Dans la description de chaque unité d'enseignement, des indications sont apportées sur les modalités et les critères d'évaluation.

Les modalités citées sont adaptées à chaque unité, par exemple :
- évaluation écrite de connaissances ;
- analyse d'une situation d'urgence en groupes restreints ;
- pose de transfusion sanguine en situation simulée ;
- analyse d'un incident critique à partir d'une fiche d'incident ;
- action éducative individuelle ou collective.

Elles sont présentées dans le tableau récapitulatif suivant.

Semestre 1	
UE 1.1.S1 PSYCHOLOGIE, SOCIOLOGIE, ANTHROPOLOGIE	Travail écrit à partir d'un texte avec repérage des concepts utilisés par l'auteur
UE 1.3.S1 LÉGISLATION, ÉTHIQUE, DÉONTOLOGIE	Évaluation écrite
UE 2.1.S1 BIOLOGIE FONDAMENTALE	Évaluation écrite de connaissances
UE 2.2.S1 CYCLES DE LA VIE ET GRANDES FONCTIONS	Évaluation écrite de connaissances
UE 2.4.S1 PROCESSUS TRAUMATIQUES	Évaluation écrite de connaissances

UE 2.10.S1 INFECTIOLOGIE HYGIÈNE	Travail écrit individuel d'analyse d'une situation rencontrée en stage
UE 2.11.S1 PHARMACOLOGIE ET THÉRAPEUTIQUES	Évaluation écrite de connaissances
UE 3.1.S1 RAISONNEMENT ET DÉMARCHE CLINIQUE INFIRMIÈRE	Travail écrit d'analyse d'une situation clinique réalisée en groupes restreints
UE 4.1.S1 SOINS DE CONFORT ET DE BIEN-ÊTRE	Travail écrit ou oral de réflexion et commentaires à partir de témoignages
UE 5.1.S1 ACCOMPAGNEMENT DANS LA RÉALISATION DES SOINS QUOTIDIENS (C3)	Travail écrit d'analyse d'une situation clinique réalisée en groupes restreints
UE 6.1.S1 MÉTHODES DE TRAVAIL ET TIC	Réalisation d'une fiche de lecture en traitement de texte
UE 6.2.S1 ANGLAIS	Présence et participation active
UE 7.S1 STAGE PROFESSIONNEL	Portfolio
Semestre 2	
UE 1.1.S2 PSYCHOLOGIE, SOCIOLOGIE, ANTHROPOLOGIE	Travail écrit d'analyse de situation avec utilisation des concepts
UE 1.2.S2 SANTÉ PUBLIQUE ET ÉCONOMIE DE LA SANTÉ	Évaluation écrite de connaissances
UE 2.3.S2 SANTÉ, MALADIE, HANDICAPS, ACCIDENTS DE LA VIE	Évaluation écrite de connaissances
UE 2.6.S2 PROCESSUS PSYCHOPATHOLOGIQUES	Évaluation écrite de connaissances
UE 3.1.S2 RAISONNEMENT ET DÉMARCHE CLINIQUE INFIRMIÈRE	Travail individuel d'analyse d'une situation clinique
UE 3.2.S2 PROJET DE SOINS INFIRMIERS	À partir de l'analyse d'une situation clinique, élaborer des hypothèses argumentées de projet de soins
UE 4.2.S2 SOINS RELATIONNELS	Travail écrit ou oral de réflexion avec utilisation des concepts
UE 4.3.S2 SOINS D'URGENCES	AFGSU
UE 4.4.S2 THÉRAPEUTIQUES ET CONTRIBUTION AU DIAGNOSTIC MÉDICAL	Calculs de doses appliqués en situation simulée
UE 4.5.S2 SOINS INFIRMIERS ET GESTION DES RISQUES	Évaluation écrite de connaissances
UE 5.2.S2 ÉVALUATION D'UNE SITUATION CLINIQUE (C1)	Présentation orale de l'analyse d'une situation clinique
UE 6.2.S2 ANGLAIS	Présence et participation active
UE 7.S2 STAGE PROFESSIONNEL	Portfolio

Semestre 3	
UE 1.2.S3 SANTÉ PUBLIQUE ET ÉCONOMIE DE LA SANTÉ	Écrit en groupe : étude d'une population avec identification des besoins de santé
UE 2.5.S3 PROCESSUS INFLAMMATOIRES ET INFECTIEUX	Évaluation écrite de connaissances
UE 2.8.S3 PROCESSUS OBSTRUCTIFS	Évaluation écrite de connaissances
UE 2.11.S3 PHARMACOLOGIE ET THÉRAPEUTIQUES	Évaluation écrite de connaissances
UE 3.2.S3 PROJET DE SOINS INFIRMIERS	Travail de groupe : élaboration et éléments de négociation d'un projet de soins
UE 3.3.S3 RÔLES INFIRMIERS, ORGANISATION DU TRAVAIL ET INTERPROFESSIONNALITÉ	Travail de groupe présentant des interventions interdisciplinaires dans le cadre du projet de soin
UE 4.2.S3 SOINS RELATIONNELS	Mise en situation d'entretien lors des TD
UE 4.6 S3 SOINS ÉDUCATIFS ET PRÉVENTIFS	Travail écrit individuel d'analyse d'une démarche d'éducation
UE 5.3.S3 COMMUNICATION CONDUITE DE PROJET (C2, C6)	Travail écrit et/ou oral d'élaboration d'un projet de soins
UE 6.2 ANGLAIS	Épreuve de connaissance en fonction des semestres
UE 7.S3 STAGE PROFESSIONNEL	Portfolio
Semestre 4	
UE 1.3.S4 LÉGISLATION, ÉTHIQUE, DÉONTOLOGIE	Travail écrit d'analyse d'une situation de soins posant un questionnement éthique réalisé en groupe restreint
UE 2.7.S4 DÉFAILLANCES ORGANIQUES ET PROCESSUS DÉGÉNÉRATIFS	Évaluation écrite de connaissances
UE 3.4.S4 INITIATION À LA DÉMARCHE DE RECHERCHE	Présentation d'un résumé de recherche
UE 3.5.S4 ENCADREMENT DE PROFESSIONNELS DE SOINS	Présentation écrite ou orale d'une situation d'encadrement avec analyse des résultats au regard des objectifs
UE 4.3.S4 SOINS D'URGENCES	Analyse d'une situation d'urgence en groupes restreints
UE 4.4.S4 THÉRAPEUTIQUES ET CONTRIBUTION AU DIAGNOSTIC MÉDICAL	Pose de transfusion sanguine en situation simulée
UE 4.5.S4 SOINS INFIRMIERS ET GESTION DES RISQUES	Analyse d'un incident critique à partir d'une fiche d'incident
UE 4.6.S4 SOINS ÉDUCATIFS ET PRÉVENTIFS	Action éducative individuelle ou collective

UE 5.4.S4 SOINS ÉDUCATIFS ET FORMATION DES PROFESSIONNELS ET DES STAGIAIRES	Présentation d'une démarche de prévention ou d'éducation, ou d'une situation d'encadrement avec analyse des résultats au regard des objectifs
UE 6.2 ANGLAIS	Traduction écrite ou orale en français d'un article professionnel
UE 7.S4 STAGE PROFESSIONNEL	
Semestre 5	
UE 2.6.S5 PROCESSUS PSYCHOPATHOLOGIQUES	Évaluation écrite de connaissances
UE 2.9.S5 PROCESSUS TUMORAUX	Évaluation écrite de connaissances
UE 2.11.S5 PHARMACOLOGIE ET THÉRAPEUTIQUES	Évaluation écrite de connaissances
UE 3.3.S5 RÔLES INFIRMIERS, ORGANISATION DU TRAVAIL ET INTERPROFESSIONNALITÉ	Travail d'analyse critique d'un mode d'exercice du métier infirmier
UE 4.2.S5 SOINS RELATIONNELS	Analyse d'une situation relationnelle
UE 4.4.S5 THÉRAPEUTIQUES ET CONTRIBUTION AU DIAGNOSTIC MÉDICAL	Injection dans les chambres implantables en situation simulée
UE 4.7.S5 SOINS PALLIATIFS ET DE FIN DE VIE	Élaboration et rédaction d'une réflexion personnelle sur une situation (témoignage, écrit, vidéo…) de soins palliatifs et/ou de fin de vie
UE 5.5.S5 MISE EN ŒUVRE DES THÉRAPEUTIQUES ET COORDINATION DES SOINS	Travail écrit d'analyse sur la réalisation et l'organisation de soins dans un contexte pluridisciplinaire
UE 5.7. UE OPTIONNELLE	Compte-rendu écrit ou oral des découvertes
UE 6.2 ANGLAIS	Présentation en anglais d'un article professionnel
UE 7.S5 STAGE PROFESSIONNEL	Portfolio
Semestre 6	
UE 3.4.S6 INITIATION À LA DÉMARCHE DE RECHERCHE	Travail écrit de fin d'études
UE 4.8.S6 QUALITÉ DES SOINS ÉVALUATION DES PRATIQUES	Travail écrit d'analyse d'une pratique professionnelle
UE 5.7. UE OPTIONNELLE	Compte-rendu écrit ou oral des découvertes
UE 6.2 ANGLAIS	Rédaction de l'abstract du travail écrit de fin d'étude
UE 5.6. ANALYSE DE LA QUALITÉ ET TRAITEMENT DE DONNÉES SCIENTIFIQUES ET PROFESSIONNELLES (C7/C8)	Travail écrit de fin d'études et argumentation
UE 7.S6 STAGE PROFESSIONNEL	Portfolio

Compte tenu du nombre élevé d'unités d'enseignement, certaines évaluations peuvent être regroupées en une seule épreuve portant sur plusieurs unités. Par exemple, les évaluations écrites sur certains processus pathologiques et l'unité « pharmacologie et thérapeutiques » pourraient être regroupées dans une même épreuve.

Dans ce cas, chaque unité d'enseignement devra être distinguée dans la notation des résultats.

Les unités d'enseignement sont acquises lorsque l'étudiant obtient la moyenne pour cette unité, certaines unités d'enseignement donnent droit à compensation entre elles. Ces dispositions permettent d'être certain que l'étudiant maîtrise les principaux savoirs requis.

Les unités d'intégration font l'objet d'une évaluation qui porte essentiellement sur l'analyse de situations :

- travail écrit d'analyse d'une situation clinique réalisée en groupes restreints ;
- présentation orale de l'analyse d'une situation clinique ;
- travail écrit et/ou oral d'élaboration d'un projet de soins ;
- présentation d'une démarche de prévention ou d'éducation, ou d'une situation d'encadrement avec analyse des résultats au regard des objectifs ;
- travail écrit d'analyse sur la réalisation et l'organisation de soins dans un contexte pluridisciplinaire.

L'évaluation de l'unité d'intégration UE 5.6.S6 « Analyse de la qualité et traitement de données scientifiques et professionnelles (C7/C8) » est constituée du travail écrit de fin d'études comportant une argumentation.

L'évaluation est clairement à distinguer des contenus abordés. En effet, les contenus abordés pourront être plus larges que les contenus évalués. Certains savoirs auront été évalués mais devront néanmoins être mobilisés à nouveau dans de nouvelles situations.

De même, pour les unités d'intégration, les mises en situation pourront mobiliser l'ensemble des savoirs abordés dans les périodes précédentes. Cependant l'évaluation devra être ciblée sur la compétence en lien avec l'unité d'intégration en utilisant les critères définis.

L'ÉVALUATION DES STAGES : UN OUTIL, LE PORTFOLIO, PERMETTANT UNE ÉVALUATION « QUALITATIVE » DES ACQUIS

L'évaluation des acquis des stages est novatrice puisqu'il s'agit non plus d'une note, mais d'une appréciation qualitative des acquisitions de l'étudiant.

Cette évaluation s'appuie sur le portfolio, qui représente d'une part un outil pédagogique d'échange sur les situations rencontrées et sur la progression de l'étudiant[2] et d'autre part un outil pour faire le bilan des acquis.

2. L'utilisation du portfolio pour accompagner l'apprentissage est décrite dans le chapitre précédent sur l'organisation des stages.

Le portfolio est renseigné à chaque stage :

- dans un premier temps, l'étudiant décrit les situations qu'il a rencontrées, les activités qu'il a réalisées, ses observations, ses difficultés et les points qu'il doit approfondir. Cette partie renseignée par l'étudiant doit être prise en compte pour l'évaluation. Elle est nécessaire pour la validation du stage et son contenu doit être pris en compte par le formateur ;
- dans un deuxième temps, le tuteur (ou le maître de stage) fait le bilan des acquis de l'étudiant sur la feuille d'évaluation qui porte sur les acquis dans chacun des stages pendant que l'étudiant, avec les mêmes données, remplit le tableau intitulé « acquisition des compétences » (portfolio). Pour chaque compétence et chaque principal critère, ils indiquent « acquis » ou « à améliorer » ou « non acquis » ou « non pratiqué ». Les professionnels ayant travaillé avec l'étudiant au quotidien peuvent aussi être associés.

De même que l'étudiant devient plus acteur de sa formation, il doit devenir acteur de son évaluation et du suivi de sa progression. Dans ce sens, il est prévu que l'évaluation s'appuie sur un échange avec l'étudiant, à partir de ce qu'il a effectivement réalisé. L'évaluation en cours de formation est un outil pour l'étudiant, le tuteur et le formateur.

Pour chaque stage, à partir de ce qui est indiqué sur la feuille d'évaluation de stage et le portfolio, le formateur propose à la commission d'attribution des crédits de formation la validation du stage (ou non). Cette validation s'appuie non plus sur une note mais sur la qualité de la participation et de la progression de l'étudiant.

L'ÉVALUATION DES STAGES S'INSCRIT DANS UNE PROGRESSION INDIVIDUELLE SUR LES SIX SEMESTRES DE FORMATION QUI NÉCESSITE UN SUIVI PERSONNALISÉ DE L'ÉTUDIANT

Les encadrants de l'étudiant en stage et les formateurs doivent situer la progression de l'étudiant dans la durée. En effet, le tableau « acquisition des compétences » comporte une colonne pour chaque stage et permet de suivre la progression de l'étudiant. L'objectif d'apprentissage est premier. Il ne s'agit pas d'« évaluer à tout prix » rapidement les compétences.

Ces évaluations vont permettre de valoriser les acquis de l'étudiant, de lui donner une dynamique positive et de l'encourager en lui montrant sa progression, quelles que soient la part acquise et la part non acquise. Il s'agit également de lui permettre de mieux appréhender ses axes de progrès et ce qui lui reste à acquérir.

Cette démarche d'évaluation nécessite un suivi dans le temps de la part du formateur. Celui-ci doit aider à cibler les compétences à acquérir et les actes à réaliser en fonction de ce qui aura déjà été acquis.

L'évaluation des actes, activités et techniques de soins, peut également être réalisée en institut de formation, si cela n'a pas été possible en stage. Les formateurs doivent donc suivre ce qui a été acquis ou non par chaque étudiant.

Il faut que l'ensemble des acteurs soit conscient qu'une grande part de l'évaluation positive se fera sur les stages de la dernière année, ceux-ci prenant une importance toute particulière.

Cependant, dès la première année, il est demandé que les éléments de la compétence 3 soient acquis et, dès la deuxième année, une partie (la moitié au moins) des éléments des compétences 2, 4, 5, 6 et 9. Ces indications permettent de fixer des objectifs et d'alerter le formateur si l'étudiant a trop peu d'acquis. Elles permettent également d'éviter que les derniers stages soient trop lourds en termes d'objectifs à acquérir.

Dans le même sens, un « profil moyen » est indiqué dans le portfolio, précisant ce qui pourrait vraisemblablement être acquis à telle étape de la formation. Attention, compte tenu de la diversité des stages, il ne s'agit pas de définir ce qui doit être acquis dans un stage donné. C'est bien le rôle du formateur et de l'encadrement terrain de définir les objectifs de stage. Le « profil moyen » permet uniquement de donner des points de repère. Si la progression de l'étudiant est différente, avec cependant des acquis à chaque stage, cela ne pose pas de problème.

A contrario, si le décalage entre la progression de l'étudiant et ces points de repère est trop important, il parait pertinent de faire le point au cours d'un entretien entre le formateur, l'étudiant et le tuteur ou le maître de stage.

Malgré cette progressivité dans l'acquisition des compétences, les stages de la dernière année revêtent une importance capitale : il s'agit de valider la totalité des éléments de compétence qui n'ont pas encore été validés.

UNE APPROCHE GLOBALE DES ACQUIS DE L'ÉTUDIANT CHAQUE SEMESTRE : LE RÔLE DE LA COMMISSION D'ATTRIBUTION DES CRÉDITS

À la fin de chaque semestre, l'ensemble des résultats des évaluations, qu'il s'agisse des notes des unités d'enseignement ou des évaluations qualitatives des stages, sont présentés à une commission d'attribution des crédits qui « se prononce sur l'attribution des crédits européens et sur la poursuite du parcours de l'étudiant ».

Pour les étudiants ayant rencontré certaines difficultés, la commission, disposant de l'ensemble des éléments, peut avoir une analyse globale du dossier et décider de la suite du parcours : redoublement ou non, suivi de certaines unités du semestre suivant en cas de redoublement, etc.

Cela permettra ainsi de mettre en place une certaine forme d'individualisation des parcours, pour mieux répondre aux besoins des étudiants.

L'ACQUISITION DES DIX COMPÉTENCES DU RÉFÉRENTIEL ET LE RÔLE DU JURY FINAL

Pour obtenir le diplôme, l'étudiant doit avoir acquis les dix compétences du référentiel.

Chaque compétence est acquise par :

- la validation des unités d'enseignement dont l'unité d'intégration ;
- l'acquisition des éléments de la compétence évalués en stage ;
- la validation des actes, activités et techniques de soin listés, ceux-ci pouvant être évalués en stage ou en institut de formation.

Pour certaines compétences, il n'y a pas d'actes, activités ou techniques de soin associés.

Exemples

→ Pour valider la compétence 3 « Accompagner une personne dans la réalisation de ses soins quotidiens », il faut :

- valider les unités d'enseignement associées :
  - UE 2.10.S1 Infectiologie, hygiène,
  - UE 4.1.S1 Soins de confort et de bien-être,
  - l'unité d'intégration UE 5.1 « Accompagner une personne dans la réalisation de ses soins quotidiens »
- valider la compétence en stage suivant les trois critères définis :
  - adéquation des activités proposées avec les besoins et les souhaits de la personne,
  - cohérence des modalités de réalisation des soins avec les règles de bonnes pratiques,
  - pertinence dans l'identification des risques et adéquation des mesures de prévention ;
- avoir effectivement pratiqué et validé l'activité « Soins d'hygiène et de confort », ce qui, en l'occurrence, est étroitement en lien avec l'exigence précédente.

→ Pour valider la compétence 4 « Mettre en œuvre des actions à visée diagnostique ou thérapeutique », il faut :

- valider les unités d'enseignement associées :
  - UE 2.1.S1 Biologie fondamentale,
  - UE 2.5.S3 Processus inflammatoires et infectieux,
  - UE 2.6.S2 Processus psychopathologiques,
  - UE 2.6.S5 Processus psychopathologiques,
  - UE 2.7.S4 Défaillances organiques et processus dégénératifs,
  - UE 2.8.S3 Processus obstructifs,
  - UE 2.9.S5 Processus tumoraux,
  - UE 2.11.S3 Pharmacologie et thérapeutiques,
  - UE 2.11.S5 Pharmacologie et thérapeutiques,
  - UE 4.4.S2 Thérapeutiques et contribution au diagnostic médical,
  - UE 4.4.S4 Thérapeutiques et contribution au diagnostic médical,
  - UE 4.4.S5 Thérapeutiques et contribution au diagnostic médical,
  - les éléments de l'unité d'intégration UE 5.5.S5 « Mise en œuvre des thérapeutiques et coordination des soins » portant sur cette compétence ;
- valider la compétence en stage suivant les huit critères définis :
  - justesse dans les modalités de mise en œuvre des thérapeutiques et de réalisation des examens, et conformité aux règles de bonnes pratiques,

▶

- justesse dans le respect de la prescription après repérage des anomalies manifestes,
- exactitude des calculs de dose,
- pertinence dans la surveillance et le suivi des thérapeutiques et réalisation des examens,
- pertinence dans l'identification des risques et des mesures de prévention,
- justesse d'utilisation des appareillages et dispositifs médicaux conforme aux bonnes pratiques,
- pertinence de mise en œuvre de l'entretien d'aide thérapeutique et conformité aux bonnes pratiques,
- fiabilité et pertinence des données de traçabilité ;

• avoir effectivement pratiqué et validé (en institut ou en stage) les actes, activités et techniques de soin suivants :

- entretien d'aide, entretien thérapeutique,
- prélèvements veineux,
- prélèvements capillaires,
- préparation pour des examens radiologiques, fonctionnels, biologiques,
- injections parentérales avec calcul de dosage,
- perfusions périphériques avec calcul de dosage,
- pansements simples, ablation fils, agrafes,
- pansements complexes/drainages,
- pose d'oxygénothérapie, d'aérosols,
- administration de thérapeutiques médicamenteuses,
- surveillances pré et postopératoires,
- techniques d'apaisement, prise en charge de la violence,
- préparation de la sortie d'un patient,
- techniques de médiations thérapeutiques,
- utilisation de seringues auto-pulsées,
- pose et surveillance de sonde gastrique,
- pose et surveillance de sonde urinaire,
- soins de trachéotomie, aspiration bronchique,
- pose et surveillance de transfusion,
- injections dans des chambres implantables.

Dans le schéma ci-après, c'est le sens des flèches horizontales.

La validation de l'ensemble de ces éléments, en lien avec chaque compétence, correspond à la validation de l'ensemble des unités d'enseignement et de l'ensemble des stages. C'est le sens des deux flèches verticales.

Le jury final se prononce au vu de l'ensemble du dossier de l'étudiant.

Il dispose :

• du dossier d'évaluation en institut de formation : notes des unités d'enseignement, décisions d'attribution des crédits pour les UE et les stages par la commission pour les cinq premiers semestres ;

• des notes des unités d'enseignement pour le dernier semestre, et notamment de la note du travail écrit de fin d'études requis pour l'UE 5.6.S6 Analyse de la qualité et traitement de données scientifiques et professionnelles (C7/C8) ;

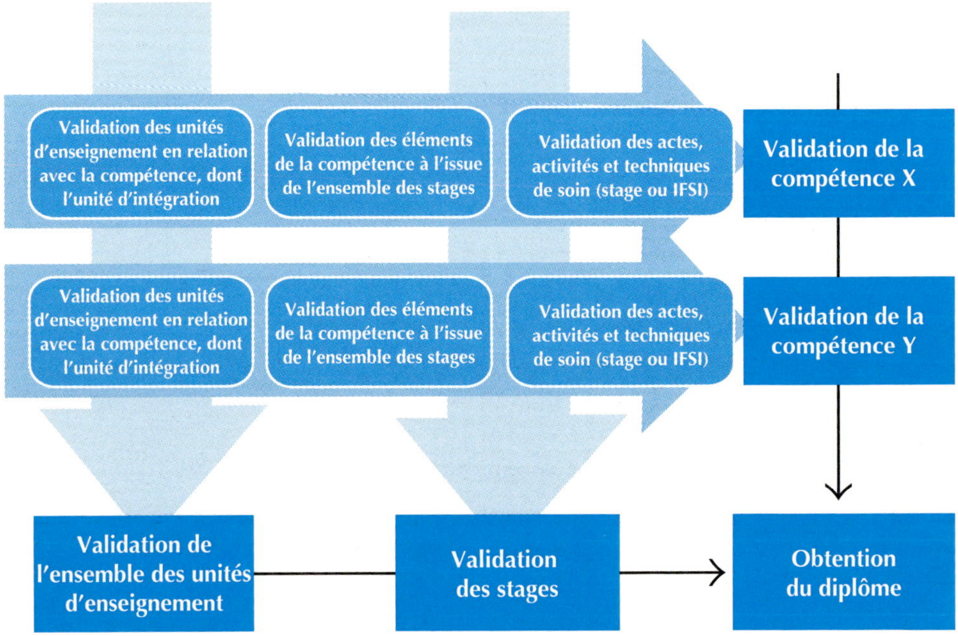

- du portfolio de l'étudiant et notamment du bilan des acquis du dernier stage, sur lequel la commission d'attribution des crédits n'a pas statué.

Il décide ou non de valider chaque compétence sur la base :

- de l'évaluation des unités d'enseignement dont l'unité d'intégration, en portant une attention plus particulière aux unités évaluées dans le dernier semestre, sur lesquelles la commission d'attribution des crédits n'a pas statué :
  - UE 3.4.S6 Initiation à la démarche de recherche,
  - UE 4.8.S6 Qualité des soins évaluation des pratiques,
  - UE 5.6.S6 Analyse de la qualité et traitement de données scientifiques et professionnelles (C7/C8) ;
- de bilans des acquis du portfolio, notamment des acquis du dernier stage

Pour les dossiers posant question, le jury peut regarder dans le détail les éléments du portfolio ou l'évaluation d'une unité d'intégration, afin d'éclairer sa décision.

Le plan d'action

Étape 1 : conception des évaluations pour chaque unité d'enseignement

L'équipe pédagogique conçoit les évaluations en utilisant les modalités et les critères définis au niveau national.

Les critères ont une importance toute particulière puisqu'ils permettent d'avoir le même niveau d'exigence pour chaque UE sur l'ensemble du territoire.

Définir les évaluations pour chaque semestre

- Quelles sont les modalités d'évaluation prévues pour les UE du semestre ?
- Quelles UE peut-on regrouper pour l'évaluation, suivant deux critères :
  - modalités identiques (par exemple, évaluation écrite des connaissances) ;
  - cohérence du regroupement (par exemple, UE 2.1.S1 Biologie fondamentale et UE 2.2.S1 Cycles de la vie et grandes fonctions).
- Quelles évaluations faut-il élaborer pour le semestre ?

Construire les évaluations en prenant en compte les critères

Il s'agit de bien distinguer les contenus qui seront abordés dans l'unité et ceux qui feront l'objet d'une évaluation, qui peuvent être plus ciblés.

Pour les évaluations regroupant plusieurs UE, le sujet peut être commun (par exemple une étude de cas) mais l'évaluation de chaque UE, suivant ses critères spécifiques, sera distinguée.

Il sera important de vérifier que le sujet de l'évaluation permet de répondre à l'ensemble des critères.

ÉTAPE 2 : MISE EN PLACE DE L'UTILISATION DU PORTFOLIO ET DU SUIVI DES ACQUISITIONS DE L'ÉTUDIANT AU COURS DE SES DIFFÉRENTS STAGES

Dans le cadre des relations établies entre l'IFSI et les lieux de stage, l'équipe pédagogique informe[3] les directions des soins et, en fonction des lieux, l'encadrement terrain, des nouvelles modalités de stage.

Informer les tuteurs sur les modalités d'évaluation

Le rôle des tuteurs et l'utilisation du portfolio doivent être expliqués, d'une part pour dissiper les inquiétudes souvent liées à l'évaluation, d'autre part pour que la démarche sur le terrain soit pertinente.

Une réunion préalable d'information est souhaitable avec toutes les personnes concernées sur les lieux de stage. Pour l'évaluation, les points clés à aborder[4] sont les suivants :

- le point de départ est le nouveau référentiel de compétences IDE, dont les encadrants terrain peuvent prendre connaissance dans les premières pages du portfolio : il est important de présenter et d'expliquer ce référentiel ;
- on passe de « mises en situations professionnelles » à un suivi de l'acquisition des compétences tout au long des stages ;
- cette acquisition des compétences se fait progressivement et de manière individualisée : il ne s'agit pas d'« évaluer à tout prix » rapidement les compétences ;

3. *Cf.* le chapitre précédent sur l'organisation des stages.
4. En complément des points abordés dans le chapitre précédent sur l'organisation des stages.

- l'encadrant et l'étudiant remplissent le portfolio (page « bilan du stage », la feuille d'acquisition des compétences en stage et le tableau « acquisition des compétences ») à partir d'un échange avec l'étudiant sur la base des activités réalisées ;
- ce moment d'évaluation doit permettre de valoriser les acquis de l'étudiant, de l'encourager tout en lui permettant de repérer ce qui lui reste à acquérir.

Au-delà de cette réunion préalable, des échanges réguliers doivent permettre de rassurer les encadrants terrain et de leur apporter des explications lorsqu'ils se posent des questions. C'est le rôle des directions de soins, mais également des formateurs de l'IFSI.

Il est important que les différents professionnels devant travailler avec l'étudiant soient informés des points clés : on demande à l'étudiant de réaliser des activités, d'analyser des situations, il s'agit de le laisser intervenir tout en l'encadrant et d'échanger avec lui sur les situations rencontrées.

Fiche-outil n° 6
« Bilan de stage : comment évaluer les compétences acquises »

Mettre en place des entretiens étudiant – formateur – encadrant terrain pour faire le bilan des acquis, notamment dans les cas difficiles

Les entretiens étudiant – formateur – encadrant terrain sont essentiels pour suivre les acquisitions et éventuellement traiter les difficultés de l'étudiant[5]

Du point de vue de l'évaluation, il sera important de cibler ces entretiens sur les lieux de stage en se questionnant sur l'utilisation du portfolio ou sur les étudiants ayant rencontré plus de difficultés dans leur progression.

Cet entretien doit permettre d'identifier des solutions adaptées avec l'étudiant et l'encadrant : choix du prochain stage et fixation d'objectifs pertinents, proposition de non-validation du stage, etc.

ÉTAPE 3 : MISE EN PLACE, INFORMATION ET PRÉPARATION DE LA COMMISSION D'ATTRIBUTION DES CRÉDITS

La commission d'attribution des crédits est composée principalement des formateurs et enseignants, et d'une représentation des tuteurs de stage. Elle est présidée par le directeur de l'IFSI qui dirige les travaux de cette commission. Son rôle est exclusivement pédagogique, il est de faire le bilan de la progression des étudiants à chaque fin de semestre. Il s'agit de donner aux débats pédagogiques habituels une régularité semestrielle d'une part, et une mission ciblée en ce qui concerne les passages des étudiants d'un semestre à l'autre au vu de leurs résultats.

Cette commission ne se substitue pas au conseil pédagogique qui est une instance officielle dont le rôle est plus large, qui comprend notamment une repré-

5. *Cf.* le chapitre précédent sur l'organisation des stages

sentation des étudiants, et qui continuera à être consulté, y compris sur les questions de pédagogie et sur les dossiers de certains étudiants pour lesquels la commission aura fait une proposition.

La commission d'attribution des crédits se réunit chaque semestre et examine l'ensemble des dossiers des étudiants.

Son rôle est important sur trois points.

- Pour l'ensemble des étudiants, la commission valide les stages et attribue les crédits correspondants sur la base :
  - de la présence de l'étudiant au stage : elle ne doit pas être inférieure à 80 % du temps prévu, dans la limite de la franchise autorisée par les textes en vigueur qui ne sont pas modifiés ;
  - du portfolio renseigné par l'étudiant et par le maître de stage ou tuteur.
- Pour les étudiants admis à redoubler (par exemple, pour le passage de première en deuxième année, pour ceux qui ont obtenu entre 30 et 47 crédits au cours des deux semestres de l'année), la commission apporte son avis sur la possibilité pour l'étudiant de suivre certaines unités d'enseignement de l'année supérieure.
- Pour les étudiants qui, pour continuer l'exemple du passage de première en deuxième année, auront acquis moins de 30 crédits au cours des deux semestres de l'année, la commission prend une position qui devra être soumise à l'avis du conseil pédagogique sur la possibilité de redoublement.

En amont de la première réunion de la commission d'attribution des crédits, un temps d'information, voire de formation, est nécessaire, notamment sur :

- le nouveau référentiel de compétences et l'approche compétences dans la formation ;
- la nouvelle approche de l'évaluation, les modalités de l'évaluation des compétences et la place du portfolio ;
- les modalités de validation du stage : il s'agit d'avoir une approche globale et qualitative de la progression de l'étudiant et non une approche quantitative des éléments acquis.

En amont de chaque réunion, le responsable pédagogique et/ou le formateur référent ont à préparer les dossiers et l'ensemble des éléments qui vont permettre à la commission de statuer :

- les résultats des évaluations des unités d'enseignement ;
- le portfolio renseigné ;
- les éléments qualitatifs issus du suivi des étudiants et des entretiens éventuels avec les encadrants de stage.

ÉTAPE 4 : MISE EN PLACE DES MODALITÉS DE SUIVI DES ÉTUDIANTS DANS LE TEMPS

La nouvelle approche de l'évaluation nécessite un suivi individuel des étudiants sur les trois années de la formation.

Un même formateur référent peut avoir en charge un groupe d'étudiants pour toute la durée de leur formation.

Son rôle sera le suivant :

- suivre la qualité de la participation et la progression de l'étudiant sur l'ensemble de la durée de la formation ;
- aider l'étudiant, notamment en cas de difficulté, à voir sa progression et les points sur lesquels il doit encore progresser et faire un effort ;
- pour chaque stage, cibler les compétences à acquérir et les actes à réaliser en fonction de ce qui aura déjà été acquis et des possibilités du lieu de stage ;
- identifier les compléments à apporter en IFSI pour l'évaluation des actes, activités et techniques de soins ;
- définir plus particulièrement les objectifs des derniers stages, ceux-ci prenant une importance particulière pour finaliser l'évaluation des compétences ;
- traiter les situations de difficulté et de décalage trop important entre la progression de l'étudiant et les points de repère donnés : faire le point avec les encadrants de stage, avec l'étudiant et proposer des solutions ;
- apporter les éléments qualitatifs éventuels dans le dossier de l'étudiant pour la préparation de la commission d'attribution des crédits ;
- proposer à la commission d'attribution des crédits de formation la validation du stage (ou non).

11 Le pilotage pédagogique

LES POINTS CLÉS

UNE ORGANISATION DE L'ÉQUIPE PÉDAGOGIQUE QUI PERMET DE RÉPONDRE AUX NOUVELLES EXIGENCES

Les principes pédagogiques du nouveau programme induisent une organisation de l'équipe pédagogique qui permette d'assurer notamment trois fonctions-clés :

- un suivi de la progression des étudiants dans la continuité sur les trois ans ;
- le pilotage et la coordination des enseignements ;
- la liaison entre l'IFSI et les différents terrains de stage.

Cela induit la constitution d'une équipe pour les trois années avec une répartition des rôles.

Par exemple :

- *l'équipe pédagogique comporte un responsable pédagogique et des formateurs référents pour un ensemble d'UE ;*
- *le responsable pédagogique assure la coordination des enseignements avec un formateur référent par unité d'enseignement ;*
- *le formateur référent d'une unité d'enseignement coordonne les contenus, il peut intervenir lui-même ou non. Il est chargé de transmettre les informations aux intervenants externes et de s'assurer du bon déroulement de leur intervention ;*
- *les formateurs assurent chacun le suivi de la progression d'un petit groupe d'étudiants sur les trois ans et la liaison avec les terrains de stage pour ces étudiants.*

La notion de continuité sur les trois années est essentielle tant pour le suivi des étudiants, que pour la coordination des enseignements et la liaison avec les terrains de stage.

La définition de la composition et du fonctionnement de l'équipe pédagogique représente également un critère d'évaluation des formations de l'enseignement supérieur.

Un pilotage pédagogique qui permet de mettre en place la nouvelle approche et de coordonner les enseignements

Le pilotage pédagogique prend une importance particulière pour répondre aux nouvelles exigences.

Il se situe à plusieurs niveaux, chaque niveau pouvant relever de la direction de l'institut, d'un responsable pédagogique ou d'un formateur assurant une mission de coordination.

Au niveau de l'ensemble de la formation

Dans la phase de mise en place de la nouvelle formation, il s'agit de piloter la construction et la mise en place du projet pédagogique avec les formateurs. Ce projet peut porter notamment sur les éléments abordés dans les précédents chapitres :

- la mise en place de l'approche compétence avec le choix des situations abordées dans les unités d'intégration, la mise en lien avec les unités d'enseignement et la construction des modalités de « mise en situation » et des modalités d'exploitation des situations rencontrées en stage ;
- l'adaptation du contenu des unités d'enseignement à partir des descriptifs du référentiel et la conception des évaluations pour chaque unité ;
- l'organisation des stages dans leurs nouvelles modalités avec le choix des lieux de stage, l'élaboration d'un livret d'accueil et d'encadrement, l'information des professionnels encadrant sur le terrain, la mise en place de l'utilisation du portfolio et des modalités de liaison IFSI-terrain ;
- la mise en place des modalités de suivi et d'accompagnement des étudiants sur la durée de leur formation ;
- la mise en place de la commission d'attribution des crédits.

À l'issue de la construction du projet pédagogique, il s'agit d'avoir une vision globale des enseignements à assurer et des différents intervenants à mobiliser en fonction des compétences requises.

Tout au long de la formation, il sera nécessaire de garder une vision d'ensemble, de conduire la mise en place du projet progressivement et d'ajuster ou modifier les différents éléments en fonction des retours des étudiants, des intervenants et des encadrants terrain.

La direction de l'institut et le responsable pédagogique ont un rôle central de pilotage et d'animation de la phase de mise en place et de la mise en œuvre tout au long de la formation.

L'ensemble des formateurs peut participer à la construction du projet sur ses différents axes, par exemple à travers des groupes de travail constitués par unité d'intégration.

Au niveau d'un ensemble d'UE en lien avec une unité d'intégration

Il s'agit de coordonner la mise en œuvre d'un ensemble d'unités d'enseignement en fonction du projet pédagogique et des travaux réalisés sur les situations choisies pour les unités d'intégration.

En amont, la coordination porte sur les contenus et les modalités pédagogiques des cours, TD et différentes séquences, sur leur organisation dans le temps en fonction des unités d'intégration.

La personne assurant cette fonction de coordination doit également veiller à ce que les étudiants puissent disposer des espaces et des outils de travail pour les temps de recherche d'informations et les travaux personnels.

Tout au long de la formation, la coordination porte sur le pilotage des intervenants externes ou internes. Il s'agit de leur transmettre les informations leur permettant de bien positionner leur intervention.

Une unité d'enseignement pouvant se dérouler sur différents semestres, il s'agit également de coordonner la progression et la cohérence des contenus.

Pour coordonner, il est indispensable de mettre en place un outil de traçabilité et de suivre la mise en œuvre des différentes UE, les points abordés et non abordés.

Enfin, la coordination porte sur les modalités d'évaluation, différentes UE pouvant être évaluées par une même épreuve.

UN SUIVI ET UN ACCOMPAGNEMENT INDIVIDUEL DES ÉTUDIANTS

La nouvelle approche de la formation induit la nécessité de suivi des étudiants : il serait préférable de suivre un groupe d'étudiants sur trois ans plutôt que par année.

Par ailleurs, les exigences sur le suivi et l'accompagnement des étudiants représentent une part importante des critères d'évaluation des formations de l'enseignement supérieur.

Il s'agit d'un véritable défi à relever face au nombre important d'étudiants, aussi ce suivi doit-il être organisé de manière efficiente.

Le suivi porte tout d'abord sur le parcours d'acquisition des UE : UE validées, décisions de la commission d'attribution des crédits, possibilité pour un étudiant de suivre des UE d'un semestre précédent ou d'un semestre suivant, etc. Un outil informatisé peut faciliter ce suivi.

De manière plus précise, le suivi porte également sur l'acquisition progressive des compétences en lien avec le déroulement des stages et l'utilisation du portfolio. Ce suivi est particulièrement important au moment du choix des stages, du bilan des stages ou en cas de difficultés de l'étudiant.

Le formateur responsable du suivi de l'étudiant doit alors traiter ces difficultés.

Il peut s'agir d'une problématique de projet professionnel, notamment en début de cursus : l'étudiant est-il bien orienté ? Que connaît-il du métier d'infirmier ? Des études ? Qu'est-ce qui peut lui permettre de préciser son projet professionnel ?

Il peut s'agir de difficultés dans la formation : quelles en sont les causes ? Que s'est-il passé durant le stage ? De quel accompagnement l'étudiant a-t-il besoin ? Quel contrat pédagogique peut être passé avec lui ?

Un entretien avec l'étudiant ou avec l'encadrant terrain et l'étudiant est souvent nécessaire.

Il peut également être organisé un accompagnement des étudiants par « tutorat » d'un étudiant d'une année supérieure, comme c'est le cas dans d'autres formations.

Les temps d'information collectifs représentent une composante de l'accompagnement des étudiants :

- information des candidats (lycéens, professionnels...) sur le métier et les études ;
- information des étudiants en début de cursus sur le métier et ses différents modes d'exercice ;
- information sur les différents stages et lieux de stage ;
- informations sur les modalités de formation et d'évaluation.

Enfin, la traçabilité du parcours individuel des étudiants peut être organisée en lien avec le service administratif :

- caractéristiques des étudiants entrant en 1re année ;
- taux d'abandon dans chaque année, enquête sur les causes des abandons et sur le devenir des étudiants ayant abandonné (réorientation...) ;
- devenir des étudiants diplômés et non diplômés : taux d'insertion professionnelle, taux de poursuite d'études, etc.

Un nouveau positionnement et de nouvelles compétences pour les formateurs

Pour mettre en œuvre la nouvelle approche de la formation infirmière, les compétences de chacun des membres de l'équipe pédagogique et de chaque formateur sont déterminantes.

La mise en place du nouveau projet pédagogique peut être très dynamisante pour les formateurs et peut susciter un renforcement ou une mise en place d'une réelle gestion de leurs compétences.

Le pilotage et la coordination pédagogique, la construction de situations pour les unités d'intégration ou le suivi des étudiants vont permettre de confier de nouvelles responsabilités à certains formateurs et vont nécessiter le développement de certaines compétences.

Il sera intéressant de définir, en collaboration avec les formateurs eux-mêmes, leur propre référentiel d'activités (en fonction des missions confiées) et leur propre référentiel de compétences. Il s'agit en effet d'un outil indispensable pour la gestion et le développement des compétences.

Pour mettre en œuvre le nouveau programme, il sera nécessaire de disposer d'une vision des compétences des formateurs dans les domaines liés aux contenus des unités d'enseignement (éducation thérapeutique, processus pathologiques...). Il faut vérifier que les connaissances des formateurs sont bien à jour.

Il sera également intéressant de positionner les formateurs sur les compétences pédagogiques, d'ingénierie et de coordination.

En effet, la nouvelle approche requiert notamment les compétences suivantes.

- Dans le domaine pédagogique :
  - analyser et formaliser des situations professionnelles ;
  - exploiter des situations vécues ou des mises en situation pour permettre aux étudiants d'analyser leur action et de structurer leurs savoirs ;
  - mettre en place et accompagner des démarches de recherche d'informations ;
  - accompagner des démarches d'auto-évaluation ;
  - évaluer des compétences en situation professionnelle ;
  - accompagner des parcours d'acquisition de compétences.
- Dans le domaine de l'ingénierie pédagogique :
  - analyser les savoirs et savoir-faire mis en œuvre dans une situation professionnelle et établir des liens avec les unités d'enseignement ;
  - concevoir le déroulement d'une unité d'intégration : concevoir les mises en situation et leur exploitation, concevoir les modalités d'exploitation des situations rencontrées en stage, etc. ;
  - fixer des objectifs à un stage en fonction des ressources du lieu, des acquis et de la progression de l'étudiant ;
  - concevoir des évaluations des unités d'enseignement en prenant en compte des critères d'évaluation définis ;
  - concevoir des modalités d'évaluation de la formation (par les étudiants, par les intervenants...) ;
  - animer des réunions de production pédagogique.
- Dans le domaine de l'organisation et de la coordination :
  - apporter les informations pertinentes à des professionnels des lieux de stage, à des intervenants extérieurs, etc. ;
  - conduire un entretien de coordination, de bilan des acquis ou de point d'étape avec le maître de stage et l'étudiant ;
  - mettre en place des modalités de suivi de stage ;
  - mettre en place des modalités de suivi des étudiants ;
  - coordonner des contenus et une progression au sein d'une ou de plusieurs UE.

La mise en place de modalités d'évaluation de la formation, requise dans le cadre de l'enseignement supérieur

Le processus de Bologne, présenté dans la première partie, induit un engagement des établissements d'enseignement supérieur dans une politique d'autoévaluation et dans des démarches qualités.

« L'auto-évaluation doit notamment porter sur :
- le lien entre enseignement et recherche au sein de l'établissement ;
- la stratégie de l'établissement en matière de qualité et de références ;
- l'organisation du système de management ;
- les responsabilités respectives des départements, écoles, UFR et autres unités organisationnelles et celles des individus ;
- l'implication des étudiants et de la communauté universitaire ;
- les façons dont la politique est mise en œuvre, suivie et évaluée[6] ».

En France, l'agence d'évaluation de la recherche et de l'enseignement supérieur – AERES[7] – définit les modalités d'évaluation des établissements d'enseignement supérieur.

« Les établissements d'enseignement supérieur se doivent de mettre en œuvre une politique et des procédures associées pour conduire l'auto-évaluation de leurs activités.
Il leur appartient de développer une stratégie visant à l'amélioration continue de la qualité afin de mesurer l'efficacité des actions qu'ils conduisent.
La stratégie, la politique et les procédures mises en œuvre doivent avoir un statut officiel et être rendues publiques. Elles doivent prévoir un rôle pour les étudiants et les autres parties intéressées.[8] »

L'AERES est notamment chargée d'évaluer les établissements d'enseignement supérieur et de recherche, et d'évaluer les formations et les diplômes des établissements d'enseignement supérieur.

Ces évaluations se fondent sur des mesures et des indicateurs sur différents axes, l'objectif étant de conduire les établissements à une logique d'amélioration continue.

L'évaluation des formations porte notamment sur :

- la réponse aux besoins des étudiants à travers le taux d'abandon et le taux de réussite, ainsi que les différents dispositifs d'aide à la réussite (information, accompagnement, suivi...), les possibilités de réorientation et de passerelles ;
- la qualité de l'organisation de l'équipe pédagogique ;
- la déclinaison du projet pédagogique avec un point d'attention aux « compétences transversales » (analyser, exposer, travailler en équipe, synthétiser...) ;
- la mise en place d'une évaluation des enseignements par les étudiants et la prise en compte de cette évaluation dans le pilotage de la formation ;
- la pertinence de l'évaluation des étudiants ;
- la connaissance et le suivi de la population étudiante (caractéristiques des entrants, devenir des sortants).

---

6. Références et lignes directrices pour le management de la qualité dans l'espace européen de l'enseignement supérieur (ENQA 2005) – citée par l'AERES dans le guide d'auto-évaluation des établissements d'enseignement supérieur.
7. *Cf.* le décret n°2006-1334 du 3 novembre 2006 relatif à l'organisation et au fonctionnement de l'Agence d'évaluation de la recherche et de l'enseignement supérieur.
8. AERES - Procédure d'évaluation des établissements – Vague D - ANNEXE 2 - ÉVALUATION DES ÉTABLISSEMENTS D'ENSEIGNEMENT SUPÉRIEUR - (2010-2013)

Ce nouveau contexte induit la nécessité d'une démarche d'auto-évaluation des formations, notamment sur les axes cités ci-dessus.

POUR ALLER PLUS LOIN… UNE DÉMARCHE QUALITÉ D'AMÉLIORATION CONTINUE

L'engagement plus approfondi dans une démarche qualité d'amélioration continue peut intéresser certains instituts.

Dans ce sens, nous proposons ci-dessous une schématisation des processus clés de la formation. En effet, la démarche qualité repose notamment sur la définition des processus et sur leur amélioration en s'appuyant sur des indicateurs d'évaluation.

Par exemple, l'évaluation du processus central de production des compétences peut s'appuyer sur les critères suivants.

- Quelle est la qualité de participation des étudiants, notamment dans les unités d'intégration ?
- Comment les étudiants évaluent-ils l'unité d'intégration et la cohérence des différents enseignements ?
- Quelle qualité des renseignements apportés par les étudiants dans le portfolio ?
- Quelle appréciation des maîtres de stages sur la capacité des étudiants à appréhender les situations sur le terrain ?

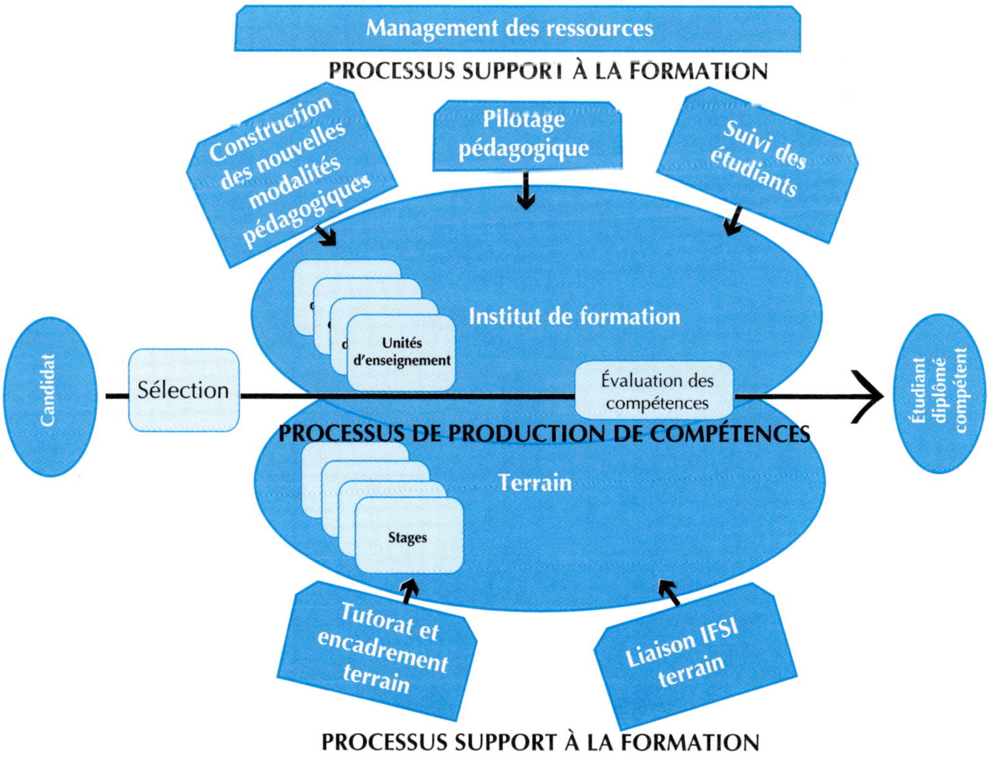

- Quels résultats des évaluations des compétences ?
- Quel taux de réussite des étudiants ?

L'évaluation des processus supports peut également faire l'objet d'une réflexion à partir de critères.

- Management des ressources :
  - Comment les formateurs ont-ils été impliqués dans la démarche de mise en place de la nouvelle formation ?
  - Comment l'institut gère-t-il les compétences des formateurs ?
  - Quels choix budgétaires ont été faits pour la mise en place de la nouvelle formation ?
  - Comment l'IFSI organise-t-il sa politique financière et budgétaire ?
- Construction des nouvelles modalités pédagogiques (ingénierie de formation) :
  - Quel est l'état d'avancement de la mise en œuvre de la nouvelle formation ?
  - Les formateurs disposent-ils des outils dont ils ont besoin, notamment pour les unités d'intégration ?
  - Comment les unités d'intégration ont-elles été construites ?
- Pilotage pédagogique :
  - La composition et le fonctionnement de l'équipe pédagogique ont-ils été définis ?
  - Le choix des intervenants a-t-il été adapté à la nouvelle formation ?
  - Les intervenants et les encadrants terrain ont-ils été informés de la nouvelle approche et de leur place dans la nouvelle formation ?
  - Quelles sont les modalités de coordination entre formateurs ? avec les intervenants externes ? avec les maîtres de stage ?
  - Comment est organisée la traçabilité du contenu des UE ?
- Suivi des étudiants :
  - Quel est le taux d'abandon et comment peut-on l'analyser ?
  - Des actions d'accompagnement des étudiants ont-elles été mises en place, notamment pour les étudiants en difficulté ?
  - Chaque étudiant peut-il identifier le formateur référent qui suit la progression de ses acquis ? Quelle continuité dans ce suivi sur les 3 ans ?
- Tutorat et encadrement terrain :
  - Comment s'organise l'accueil des étudiants ? Un livret d'accueil et d'encadrement existe-t-il ?
  - Comment les professionnels encadrant les étudiants ont-ils été informés de leur rôle ?
  - Comment l'encadrement terrain et le tutorat sont-ils prévus ?
  - Les étudiants ont-ils des temps d'échange avec les professionnels sur les situations rencontrées ?
  - Le portfolio est-il utilisé ?
- Liaison IFSI – terrain :
  - Comment sont choisis les lieux de stage ? Les ressources des lieux de stage ont-elles été identifiées ?
  - Comment sont fixés les objectifs de stage ?
  - Comment le suivi des étudiants en stage est-il organisé ? Quels temps d'échange entre formateurs et encadrants terrain sont prévus ?

Il s'agit de mettre en place une démarche d'amélioration et de progression à partir de l'analyse de ces indicateurs.

Le plan d'action

La mise en place de la nouvelle formation relève de la conduite de projet, avec une phase d'élaboration du projet, une phase de mise en place et de suivi et une phase d'évaluation et de réajustement en fonction des retours des différents acteurs (étudiants, intervenants, maîtres de stage...).

Étape 0 : Préparation de la mise en place du projet par l'équipe de direction

Cette phase préparatoire doit permettre de clarifier les objectifs et les principaux axes de travail pour la mise en place de la nouvelle formation.

À cette étape, l'équipe de direction définit les moyens humains et matériels nécessaires et étudie les financements correspondants.

Elle définit les modalités de communication et d'accompagnement du changement au sein de l'IFSI : comment associer l'ensemble des formateurs et construire un projet pédagogique ?

Étape 1 : Définition de la composition et des modalités de fonctionnement de l'équipe pédagogique

Mettre en place une organisation de l'équipe pédagogique adaptée

En préalable, il s'agit de définir la fonction de pilotage pédagogique et d'identifier qui va l'assurer : est-ce une fonction assurée par la direction ? Un responsable pédagogique est-il nécessaire ? Est-ce une fonction partagée par différents membres de l'équipe pédagogique ?

Il en est de même ensuite pour les différentes fonctions à assurer :

- animation de la mise en place du projet pédagogique avec les formateurs ;
- adaptation du contenu des unités d'enseignement et conception des évaluations ;
- organisation des nouvelles modalités de stages ;
- mise en place de la commission d'attribution des crédits ;
- coordination d'un ensemble d'unités d'enseignement en lien avec une unité d'intégration ;
- suivi des étudiants.

L'organisation de l'équipe pédagogique doit permettre d'assurer ces différentes fonctions, quelle que soit la répartition des rôles. Après la phase de démarrage, ces différentes missions vont se préciser et des ajustements seront sans doute opérés.

Mettre en place les modalités de coordination et de suivi

Pour la coordination des contenus des cours et séquences pédagogiques, il faut définir les activités à assurer :

- articulation des contenus des UE avec les situations choisies pour les unités d'intégration ;
- organisation des UE dans le semestre ;
- coordination avec les intervenants : transmission des informations et évaluation de leur intervention ;
- traçabilité des contenus des UE.

Ensuite, l'organisation de la coordination doit être définie : réunions entre formateurs ou entre intervenants de différentes UE avant chaque semestre, rencontre avec chaque intervenant avant la 1re intervention, en cours d'année, etc.

Pour le suivi des étudiants, il s'agit de même de définir les activités à assurer :

- traçabilité des acquis de l'étudiant et suivi de sa progression ;
- entretiens en cas de difficulté ou systématique ;
- définition d'objectifs de stage.

Et de préciser l'organisation : un formateur pour X étudiants sur les trois années, par exemple.

Identifier les intervenants pour les différentes unités d'enseignement

Le choix des intervenants s'effectue classiquement en mettant en relation le contenu de l'UE et les compétences de l'intervenant. Néanmoins, il faut insister sur la notion de « double compétence » à la fois sur les savoirs à transmettre et sur les manières de les transmettre. Un bon enseignant doit surtout donner le goût à l'étudiant d'apprendre. Il lui faut donc être en capacité d'enseigner du « contenu » et transmettre l'envie d'apprendre. On sait que les facteurs « charisme » et compétences pédagogiques sont fondamentaux pour motiver les auditoires.

Il doit exister à l'IFSI un « responsable pédagogique » identifié de l'UE ou d'un groupe d'UE, choisi pour ses compétences sur le sujet ou pour son rôle dans le suivi du groupe d'étudiants à qui s'adresse l'UE. Ce responsable peut ou non intervenir lui-même dans l'UE, sa mission première est de garantir le déroulement de l'enseignement et de la validation dans l'UE en conformité avec les prévisions et d'en assurer la traçabilité.

En effet, les intervenants dans l'UE ne sont pas nécessairement les responsables pédagogiques de l'UE. Il est souhaitable d'être très au clair dans la distinction entre les deux rôles (et ce, même si sur certaines UE on peut choisir volontairement que ce soit le même). Ceci afin de maintenir le lien entre l'ensemble des UE et faire en sorte de maîtriser la progression du groupe d'étudiants dans les acquisitions. Ce point devra être réfléchi en amont de la formation d'autant plus formellement que seront nombreux les « intervenants extérieurs » arrivant d'autres contextes : l'université ou la médecine par exemple.

Le souci de la progressivité dans l'acquisition des savoirs pose aussi la question du nombre des intervenants extérieurs. Est-il préférable (ou non) de choisir une même personne sur l'ensemble des contenus d'une UE, voire la même (ou non) sur des UE semblables à plusieurs reprises au fil de la formation. Chacune des positions prises devra faire l'objet ensuite d'une évaluation permettant si nécessaire des réajustements.

Il faut vérifier l'actualisation des contenus de la formation donnée. Que l'intervenant soit interne à l'IFSI ou extérieur, une révision des contenus doit être faite chaque année et démontrée.

Les intervenants participent à l'évaluation de leur enseignement. Ceci peut prendre différentes formes puisque plusieurs intervenants peuvent se partager le contenu d'une même UE. Dans tous les cas, c'est du rôle du responsable pédagogique de l'UE d'organiser la validation afin que l'intervenant puisse juger du passage des contenus de sa formation aux étudiants.

Sans en abuser, il ne faut pas se priver d'interventions à voix multiples, comme celles des équipes médicales ou paramédicales ou des interventions de type témoignages comme celle des groupes d'usagers. Mais ces manières d'intervenir doivent être cadrées, contextualisées, et ne pas occulter des interventions de fond apportant aux étudiants des repères objectifs.

Un suivi de la qualité des interventions doit être fait. Il est légitime d'y inscrire des points de repères sur la manière dont l'enseignement s'est passé et a été retenu par les étudiants. La fonction des intervenants venant de l'extérieur de l'IFSI est d'élever le niveau des connaissances des étudiants et de leur donner des points de repères scientifiques ou méthodologiques solides.

ÉTAPE 2 : PILOTAGE ET ANIMATION DE LA MISE EN PLACE DE LA NOUVELLE FORMATION AVEC L'ÉQUIPE PÉDAGOGIQUE

L'élaboration du nouveau projet pédagogique doit permettre d'impliquer tous les formateurs dans une démarche créative.

Il est donc déterminant de confier son animation à une personne-ressource capable d'accompagner la réflexion et la production des formateurs dans une dynamique positive.

Des groupes de travail peuvent être mis en place.

Dans cette phase de mise en place, l'animation de l'équipe de formateurs doit permettre :

- l'appropriation du nouveau référentiel du diplôme et des principes pédagogiques par les formateurs ;
- des échanges entre formateurs afin de repérer ce qui change, ce qui peut être enrichi et approfondi à partir des pratiques existantes, ce qu'il faudra construire ;
- pour le premier semestre, une réflexion sur l'unité d'intégration, les situations abordées et le lien avec les unités d'enseignement du semestre ;
- la construction des modalités de « mise en situation » et des modalités d'exploitation des situations rencontrées en stage ;
- l'organisation des unités d'enseignement sur le premier semestre et l'adaptation de leur contenu.

Un exemple de contenu de réunion de formation et d'échanges avec les formateurs

- Diffusion préalable des nouveaux référentiels.
- Échanges sur le référentiel de compétences et les critères d'évaluation.
- Échanges sur les unités d'enseignement.
- Échanges sur les outils d'évaluation.
- Échange sur les principes pédagogiques et sur les conséquences pour les pratiques des formateurs :
  - Quels sont les principes pédagogiques de la nouvelle formation ?
  - Quels sont les processus à mettre en place ?
  - Quelles pratiques existantes vont dans le sens du nouveau programme et pourraient être développées ?
  - Quelles sont les nouvelles pratiques à développer ?
- Construction avec les formateurs :
  - Les pratiques à développer, comment s'y prendre ?
  - Les pratiques à mettre en place, comment s'y prendre ?
  - Le nouveau rôle des formateurs : leurs acquis/leurs atouts, ce qui leur semble un objectif, un levier, les difficultés, les ressources dont ils vont avoir besoin ?
  - Qu'attendent-ils du responsable pédagogique ?

Au cours de la première année, des groupes de travail pourraient être constitués pour les différentes unités d'intégration, ce qui permettait à l'ensemble des formateurs de participer au choix des situations et à l'élaboration des liens avec les unités d'enseignements.

Chaque groupe de travail pourrait présenter aux autres groupes la production afin de permettre des échanges et une meilleure cohérence de l'ensemble.

ÉTAPE 3 : MISE EN ŒUVRE ET ANIMATION DES UNITÉS D'ENSEIGNEMENT ET DES UNITÉS D'INTÉGRATION

Le responsable d'une UE ou de la coordination pour plusieurs UE communique aux intervenants :

- la place de l'UE dans le cursus de formation ;
- les situations choisies pour l'unité d'intégration et les contenus à prendre en compte dans l'unité d'enseignement ;
- le rôle de l'intervenant pour l'évaluation.

Il faut que chaque intervenant comprenne et prenne en compte le contexte dans lequel il intervient, la progression suivie par les étudiants et la raison du choix des situations professionnelles étudiées pendant le semestre où ils interviennent.

Un document de liaison sera fourni aux intervenants.

Fiche-outil n° 7
« Préparation d'une intervention lors d'une unité d'enseignement »

ÉTAPE 4 : CLARIFICATION DES NOUVELLES EXIGENCES POUR LES FORMATEURS ET ACCOMPAGNEMENT DE TOUS LES INTERVENANTS DANS LA MISE EN PLACE DE LA NOUVELLE APPROCHE

Pour une implication active de chacun, formateurs, intervenants externes, personnels administratifs, une démarche de communication est indispensable :

- communication sur l'ensemble du projet, sur la place et l'importance de chacun dans ce projet ;
- communication sur l'évolution des missions des formateurs, leur rôle dans la nouvelle formation, les compétences attendues.

Une démarche de gestion des compétences peut contribuer au développement et à la reconnaissance des capacités des formateurs :

- élaboration d'un référentiel de compétences pour les formateurs : une démarche participative de construction de ce référentiel peut renforcer l'appropriation des nouvelles compétences requises ;
- mise en place ou développement des entretiens individuels : un bilan des activités réalisées et un échange sur les objectifs pour la période à venir, les compétences acquises et celles à développer, peuvent contribuer à l'implication de chacun ;
- mise en place d'un plan de formation adapté et accompagnement du développement des compétences en fonction du projet de l'IFSI.

Quelques points de repère sont utiles pour une démarche de gestion des compétences :

- il s'agit tout d'abord de bien définir les besoins de l'IFSI, les évolutions des formateurs sont à situer par rapport au projet de l'institut ;
- la mise en place d'entretiens individuels nécessite une bonne communication et une bonne préparation ;
- le développement des compétences ne passe pas uniquement par la formation mais surtout par la mise en œuvre au quotidien des nouvelles compétences et par l'accompagnement et l'évaluation : comment les nouvelles activités ont-elles été mises en œuvre ? Les objectifs sont-ils atteints ? Qu'est-ce qui a été acquis ? Qu'est-ce qui est à améliorer ? Comment l'améliorer ?

L'information, la sensibilisation et l'accompagnement des intervenants externes sont également déterminants pour la qualité de la formation. Tous les intervenants doivent être partie prenante du projet.

Cela passe par des réunions collectives, des temps d'échange individuels et aussi par un retour sur les interventions réalisées et la mise en place d'une évaluation de la qualité des différentes UE.

ÉTAPE 5 : MISE EN PLACE DES OUTILS D'ÉVALUATION DE LA FORMATION

L'équipe de direction et le responsable pédagogique ont à définir les axes et les critères d'évaluation qu'ils souhaitent prendre en compte.

Différents axes et critères ont été détaillés ci-dessus. Les principaux sont les suivants :

- les résultats obtenus par les étudiants (validation des UE, taux de réussite sur les 3 ans…) ;
- l'état d'avancement de la mise en place du projet pédagogique et de la nouvelle formation ;
- l'évaluation des enseignements par les étudiants ;
- la qualité de l'encadrement terrain pendant les stages et l'utilisation du portfolio ;
- les actions mises en place pour suivre, aider, informer et accompagner les étudiants ;
- la connaissance de la population étudiante et de son devenir après la formation.

Pour organiser cette évaluation, il sera nécessaire de mettre en place :

- une traçabilité du parcours individuel des étudiants et une enquête sur leur devenir après la formation ;
- un questionnaire d'évaluation des étudiants sur les enseignements et les stages ;
- un questionnaire ou une réunion d'échanges permettant un retour des formateurs et des intervenants sur la mise en place de la nouvelle formation ;
- un questionnaire ou une réunion d'échanges permettant un retour des encadrants terrain sur la mise en place de la nouvelle formation et sur les modalités d'encadrement ;
- une analyse du renseignement des portfolios des étudiants.

12 Le pilotage de l'encadrement terrain des stages

La fonction de formation de ses pairs fait partie de l'exercice de tous les professionnels, le référentiel de compétences des infirmiers l'a d'ailleurs mis en avant dans la compétence 10 : « informer et former des professionnels et des personnes en formation ». C'est de cette mission qu'il s'agit ici.

A priori, tout terrain d'exercice est donc susceptible de devenir « terrain de stage ». Il devient « site qualifiant » lorsque les professionnels de ce site ont réfléchi aux modalités d'encadrement des stagiaires et sont capables de les mettre en œuvre.

L'exigence est importante en termes de rigueur professionnelle, mais elle ne doit pas bloquer des équipes. Autant il est important de prendre conscience des enjeux de cet encadrement pour la formation et donc l'avenir des jeunes professionnels, ce qui était déjà le cas avec le programme antérieur, autant il est malvenu de ne plus accepter de prendre des stagiaires par crainte de ne pas « réussir » cet encadrement.

En effet, s'il est nécessaire d'avoir envie d'accompagner un jeune et de lui faire découvrir le métier, il n'est certainement pas obligatoire d'être soi-même un « professionnel parfait » pour aider un étudiant infirmier à se construire. Au contraire, c'est en cheminant que bien souvent les plus jeunes et les plus aguerris redécouvrent ensemble les joies de leur métier commun.

Le rôle du cadre infirmier est également primordial, il ne doit pas craindre de ne pas y arriver et de se sentir jugé.

Les points clés

Un nouveau positionnement pour l'encadrement terrain…

Ce nouveau référentiel reconnaît formellement le rôle de « formateur » des professionnels de terrain. Chacun le sait, et toutes les études le montrent, un métier s'apprend surtout dans l'action. Les étudiants eux-mêmes accordent souvent plus d'importance à ce qu'ils voient en stage qu'à ce qu'ils entendent en cours. Ils ont l'impression de se trouver devant une sorte d'épreuve de vérité : celle de la confrontation avec le réel.

Ceci engage les professionnels dans un rôle d'accompagnement de l'étudiant dont on peut distinguer deux axes :

- le suivi du parcours de l'étudiant, de la qualité des rencontres qu'il fera, de la confrontation aux situations, de l'acquisition progressive des éléments de compétence, représente le rôle du tuteur. Celui-ci peut « tutorer » ainsi plusieurs étudiants qui sont placés dans un pôle médical, dans des unités de soins, dans une structure, etc. ;
- l'accompagnement de proximité au quotidien est le fait de tout infirmier travaillant dans l'unité, le service, l'institution, le cabinet, etc., où est positionné l'étudiant. Cet encadrement de proximité est essentiel pour apprendre dans les activités de tous les jours. Quand c'est possible, le professionnel doit avoir le souci d'en référer au tuteur pour faire des liens avec l'ensemble des apprentissages.

Le schéma ci-dessous montre les étapes d'acquisition des compétences en situation de travail et le rôle du tuteur et du professionnel de proximité à chaque étape.

Dans les deux cas, le professionnel a un rôle d'accompagnement dans la réalisation d'activités progressivement en autonomie, d'encouragement dans les apprentissages et d'échanges sur les situations rencontrées et les activités réalisées.

Aussi, la qualité de la communication avec l'étudiant est-elle essentielle. En effet, l'étudiant est présent 10 semaines, soit plus de deux mois. Il va donc se construire une représentation de sa future profession à partir des professionnels rencontrés.

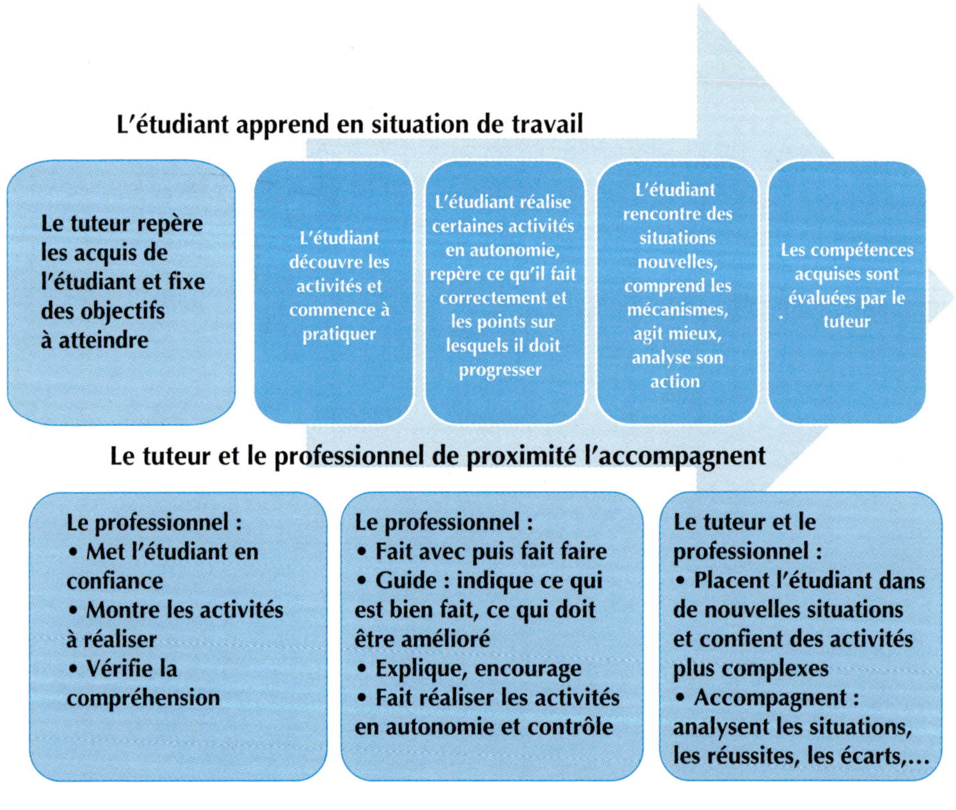

Chacun étant différent dans la manière d'assumer son rôle, ceci renvoie tout simplement à son propre professionnalisme et peut générer des inquiétudes, pas nécessairement légitimes. La question devient pour chaque infirmier ou infirmière : suis-je satisfait de la manière dont j'assume aujourd'hui mon rôle professionnel et surtout suis-je capable d'en parler ? En effet, demander à l'étudiant de parler de sa progression oblige le professionnel à s'interroger sur la sienne et sur la façon dont il parle de ce qu'il fait.

Par ailleurs, la nouvelle durée des stages va permettre aux étudiants d'être plus impliqués dans la vie d'équipe. Ils vont mieux percevoir les différences d'appréhension du métier, les impacts des situations vécues, la prise en charge des personnes soignées. Ils seront également plus impliqués dans l'analyse des dysfonctionnements et la recherche, avec l'équipe, de solutions aux difficultés.

… QUI VA NÉCESSITER DE NOUVELLES COMPÉTENCES ET LA NÉCESSITÉ DE LES MANAGER

Le tuteur, qui suit le parcours de l'étudiant, et les différents professionnels qui vont l'encadrer au jour le jour, ont à développer des compétences pédagogiques.

Les compétences du tuteur

La fonction tutorale est confiée à un professionnel volontaire qui a un intérêt et des aptitudes pour l'encadrement de jeunes. C'est quelqu'un qui connaît bien le métier d'infirmier, est à l'aise dans son exercice et a envie de faire partager tout cela à une personne qui débute et veut comprendre le rôle d'un professionnel.

S'il n'y a pas de tuteur nommé, c'est le maître de stage, autrement dit le cadre de santé ou le responsable du lieu de stage, qui assure la fonction tutorale.

Le tuteur veille à la qualité pédagogique du stage. Son rôle est de faire en sorte que le stagiaire soit dans des conditions lui permettant de développer ses compétences, ce qu'il vérifie régulièrement.

Pour accompagner le développement des compétences des tuteurs, on peut utiliser le référentiel suivant.

- Dans le domaine de l'organisation :
  - déterminer les conditions favorables pour l'accueil et le suivi d'un stagiaire ;
  - élaborer des « parcours types » de stage adaptés aux ressources des services ;
  - élaborer des procédures d'accompagnement des stagiaires ;
  - établir l'organisation des évaluations et prendre en compte les exigences du portfolio ;
  - négocier avec les maîtres de stage les conditions de l'encadrement dans les unités dont ils sont responsables ;
  - établir des modes de liaison efficients avec les responsables des IFSI et les maîtres de stage ;
  - mettre en place et accompagner des démarches de rencontres de personnes ressources et de recherche d'informations.
- Dans le domaine de l'ingénierie pédagogique :

- adapter des objectifs de stage en fonction des ressources du lieu, des acquis et de la progression de l'étudiant ;
- établir des étapes dans la progression de chaque étudiant pour l'acquisition des compétences ;
- animer des réunions d'échanges avec les formateurs de l'IFSI ;
- proposer des modifications et des orientations dans les parcours de stage en fonction de la progression des étudiants.

• Dans le domaine de la pédagogie :
  - accompagner des parcours d'acquisition de compétences ;
  - analyser avec l'étudiant des situations rencontrées ;
  - accompagner les démarches d'auto-évaluation des étudiants ;
  - évaluer des compétences en situation professionnelle ;
  - exploiter des situations professionnelles pour permettre aux étudiants d'analyser leur action et de structurer leurs savoirs ;
  - valoriser la progression des étudiants ;
  - conduire des entretiens de guidance des étudiants ;
  - conduire des entretiens d'évaluation des pratiques des étudiants ;
  - conclure une évaluation de stage et la synthétiser sur le portfolio.

Les compétences du professionnel de proximité

Ce sont en réalité différents professionnels qui assurent cette fonction sur les lieux de stage. Alors que le tuteur est choisi, désigné et donc distingué dans une équipe de travail, les professionnels de proximité, au contraire, sont tous ceux qui vont jouer un rôle dans l'encadrement.

Il est cependant possible de confier une mission d'encadrement plus ciblée à l'un des professionnels.

Le professionnel de proximité met en œuvre des compétences dans le domaine de la pédagogie :

- accompagner les découvertes des étudiants et l'acquisition des compétences ;
- nommer les gestes, les actions menées, les savoirs au fur et à mesure de leur utilisation ;
- transmettre des savoir-faire et des savoirs ;
- engager des débats avec les étudiants autour de la pratique professionnelle ;
- analyser sa propre pratique et argumenter ses positions professionnelles ;
- évaluer des pratiques professionnelles de stagiaires et les guider dans leur progression ;
- valoriser les étudiants dans leur progression.

UNE IMPLICATION DE L'ENSEMBLE DES PROFESSIONNELS ET DE L'ENCADREMENT

Ce nouveau référentiel peut faire l'objet de débats professionnels. Il peut être l'occasion d'une prise de conscience sur les moyens mis en place dans les différentes structures pour l'encadrement des étudiants.

Il est important que chacun à son niveau d'action et de responsabilité se sente concerné, même si des missions particulières sont confiées à un tuteur.

Les directeurs de soins et les cadres ont à repenser des éléments de management en relation avec ces nouvelles modalités, les directeurs d'établissement doivent s'interroger sur les conditions de l'encadrement et la valorisation de la fonction tutorale, les médecins ont à comprendre ces différentes évolutions et comment ils y contribuent.

La mise en place du référentiel de formation est une occasion de revoir les modes d'organisation et de management à la lumière des compétences attendues pour les professionnels infirmiers. D'autres professions seront également concernées par une réforme de leur formation.

Il s'agit donc de mettre en place une démarche de pilotage pour l'encadrement en stage.

Le plan d'action

Étape 0 : appropriation des référentiels de compétences et de formation par l'ensemble de l'encadrement

Les cadres ont à s'emparer des outils produits dans l'ensemble de la démarche de réingénierie du diplôme pour pouvoir mobiliser les professionnels sous leur responsabilité.

Pour mener à bien la formation, il est nécessaire que chacun ait compris le sens de la réforme, les enjeux et les impacts de celle-ci, ait lu les textes officiels, ait travaillé sur l'utilisation du portfolio.

Étape 1 : information des professionnels

Après l'étape d'appropriation, les cadres pourront mettre en place un dispositif de communication dans leur établissement.

La communication est ciblée en fonction des besoins des interlocuteurs, les messages doivent être courts et clairs puisque le temps est compté et que chacun doit comprendre en quoi ces modifications impactent sa fonction[9].

Différents groupes d'interlocuteurs peuvent être distingués :

- les infirmiers qui vont être amenés à encadrer doivent comprendre les éléments clés de leur rôle ;
- les aides soignants qui travaillent souvent avec les étudiants lors de leurs premiers stages doivent comprendre ce que l'approche par compétence peut modifier dans la collaboration ;
- les autres professionnels de santé travaillant plus ponctuellement dans les unités ont également à appréhender les évolutions de la formation ;
- les médecins doivent comprendre la nouvelle ingénierie pédagogique et faire des liens entre l'enseignement clinique donné sur le terrain et l'apprentissage par situation dans le nouveau référentiel.

9. Voir aussi sur ce point le chapitre 2.

Cette information peut prendre plusieurs formes non exclusives les unes des autres :

- réunions d'équipe de travail avec invitation de tous ;
- rencontres ciblées par types de professionnels ;
- informations au cours des rencontres habituelles (réunions de transmissions dans les équipes, réunions prévues dans les pôles, réunions de l'encadrement...) ;
- informations données dans les réunions officielles des instances des institutions (commissions médicales, commissions de soins...) ;
- articles dans le journal de l'entreprise, de l'institution, du groupe, etc. ;
- informations avec mise en forme attractive sur l'intranet de l'institution ;
- mise en place de points rencontre pour débattre du sujet, ou de permanences pendant plusieurs mois.

Il est important que les professionnels infirmiers comprennent, dans un contexte où ils ont le sentiment de subir des réformes sans en avoir la maîtrise, que cette nouvelle formation a été construite par des professionnels comme eux, qu'elle les concerne particulièrement et qu'elle vise à former leurs collègues de demain.

Étape 2 : Mise en place d'un livret d'accueil et d'encadrement des étudiants

La charte d'encadrement en stage signe l'engagement de la structure et/ou de l'unité de soins dans la mise à disposition de moyens pour la formation de l'étudiant et parfois dans les résultats. Elle permet souvent d'apprécier la valeur que donne la structure à la formation des étudiants. Elle reste cependant assez globale.

La convention de stage est un document juridique qui lie les partenaires pour la réception des stagiaires. Elle peut être en deux parties : l'une qui concerne un ensemble d'étudiants, et un volet plus personnalisé et plus pédagogique, souvent sous forme d'avenant, pour chacun d'entre eux.

Enfin, le livret d'accueil donne à l'étudiant des indications sur les conditions de vie dans le stage, les « droits et devoirs » qui lui reviennent et éventuellement des indications sur les modalités de son évaluation. Il donne surtout à l'étudiant quelques bases de connaissance sur l'endroit où il va aller pendant plusieurs semaines et ce qu'il peut en attendre pour sa formation. Ce livret devra être donné en amont du stage afin que l'étudiant ait le temps de le regarder avant, de le montrer à ses proches et de préparer des questions pour le jour de son accueil dans le service.

Ces documents peuvent porter d'autres noms et se mettre en place progressivement, mais ils sont l'étayage indispensable de l'accueil des étudiants en stage. Ils signalent à la fois la volonté de réaliser un accompagnement pédagogique de qualité, et celui de le faire dans un contexte de légalité et de transparence.

Ces documents servent de points de repères en cas de litige, et assurent la confiance entre tous les partenaires qui sont liés par une même mission : former des étudiants sur un lieu particulier qui est celui où l'on soigne des personnes.

Fiche-outil n° 8
« Livret d'accueil et d'encadrement en stage »

ÉTAPE 3 : STRUCTURATION DES PARCOURS QUALIFIANTS

La notion de « parcours qualifiant » à l'intérieur même d'un stage peut aider les terrains à mieux percevoir leur rôle. En effet, les étudiants pourraient être positionnés dans un « pôle » au sein d'une institution et être accueillis concrètement sur plusieurs lieux (soins, urgences, consultations, salle d'intervention...), réalisant ainsi un véritable parcours avec l'accord du tuteur de stage et sous sa responsabilité. Il faut pour cela que le tuteur s'assure de la possibilité d'accompagnement sur chacun des sites, qu'il identifie un professionnel relais et qu'il demande à l'étudiant de faire le bilan de ses apprentissages au retour.

La constitution de ces parcours n'est pas obligatoire mais peut aider à la gestion des places de stage et à montrer à l'étudiant le parcours des patients et la prise en charge complète d'une personne.

Cela nécessite, pour le tuteur, de :

- connaître le nombre de stagiaires qu'il recevra par pôle ;
- avoir fait le bilan de l'offre des unités ou des services du pôle en terme d'activités et de compétences à acquérir pour les étudiants (voir les fiches-outils 3 et 4 : « Choisir un stage » et « Fixer des objectifs de stage »)
- concevoir plusieurs parcours qualifiants pour les étudiants qui seront placés dans le pôle. Par exemple : sur 50 jours en pôle chirurgical, en retirant 3 jours de retour à l'IFSI prévus pour réaliser des analyses de pratiques, on peut imaginer que l'étudiant soit placé 20 jours en unité de soins de chirurgie, 5 jours en salle post-interventionnelle ou en soins intensifs, 10 jours au bloc opératoire, 5 jours en consultations de chirurgie, etc. ;
- préparer ces parcours avec les cadres des services et les formateurs de l'IFSI et en prévoir l'évaluation ;
- prévoir des temps d'entretiens en cours de parcours et à la fin pour s'assurer de l'acquisition de compétences par l'étudiant dans ce parcours.

Selon les organisations, ces parcours peuvent dépasser la notion de pôle. Il demeure cependant qu'aucun parcours de ce type ne peut se faire sans un travail de concertation entre les lieux de stage et les IFSI.

ÉTAPE 5 : MISE EN PLACE DES MODALITÉS D'ACCOMPAGNEMENT DES TUTEURS DE STAGE

Le tuteur est choisi par sa hiérarchie, il peut être pressenti à partir de critères : intérêt marqué pour la formation de ses pairs, participation à l'encadrement des stagiaires dans le cadre actuel, demandes de formation continue sur ce thème, réalisation de cours à l'IFSI, souhaits de se présenter dans l'avenir à la formation des cadres de santé, etc.

Les tuteurs doivent être accompagnés dans leur mission. Il s'agit de veiller au développement de leurs compétences, d'échanger sur des difficultés éventuelles et de les reconnaître pour maintenir leur capital de motivation et d'énergie.

Les cadres de santé, les cadres supérieurs et les directeurs de soins ont à cet égard un rôle essentiel, celui de contribuer à l'enrichissement professionnel des tuteurs.

Dans cet objectif, ils peuvent les réunir, travailler avec eux autour de situations qu'ils ont rencontrées et les faire s'exprimer sur des options ou des positions qu'ils ont prises. Ils peuvent aussi reprendre avec eux des analyses de situations professionnelles ou des évaluations d'étudiant pour échanger sur leur fonctionnement.

Ils les incitent à faire des formations et agissent en interne pour que ces formations soient favorisées.

Ils les encouragent dans leur fonction, dans leur recherche d'amélioration, et leur permettent de créer des réseaux et des liens avec d'autres types de tutorat.

Conclusion

L'enjeu, partagé par tous, est la qualité des soins prodigués par les professionnels de santé, ici les infirmiers. La question de l'attractivité de cette profession et de la fidélisation des professionnels est au cœur de bien des préoccupations et des débats ces dernières années. Il est donc important que chacun, quelle que soit sa place dans les organisations de soins, prenne conscience que la formation des futurs infirmiers le concerne.

Le référentiel de formation a été pensé et prévu pour apporter aux futurs infirmiers une vraie compétence de professionnel. Au travers des mises en situations réelles, des analyses de pratiques, des travaux de réflexion et d'action, les étudiants affinent progressivement leur autonomie et seront en capacité de faire face à la complexité. Par ailleurs, les savoirs enseignés, centrés davantage vers les fondamentaux nécessaires, vont permettre aux étudiants d'obtenir un grade de licence et de poursuivre leur parcours dans le milieu universitaire s'ils le souhaitent.

L'ensemble des professionnels infirmiers est concerné par la mise en place de ce nouveau référentiel de formation. C'est à partir de l'implication de tous dans la formation que le jeune étudiant peut se sentir accueilli dans une profession. La carrière commence dès le premier regard porté sur des personnes déjà en activité. Cette nouvelle manière d'aborder la formation ne peut réussir que si chacun le souhaite et en a compris les enjeux et les impacts.

De telles évolutions ne se mettent pas en place facilement, et il n'est pas nécessaire non plus de franchir toutes les étapes en même temps. Des discussions, des débats, des réflexions doivent se mettre en place afin que les professionnels puissent intégrer l'esprit de ces modifications et y trouver des potentiels pour l'avancée des soins aux personnes. Chacun, à la place qu'il occupe, peut contribuer à la formation des étudiants et les accueillir comme les futurs collègues, soignants, infirmiers, engagés à prendre soin des personnes.

Fiche-Outil N° 1

SITUATIONS PROFESSIONNELLES, LIEN AVEC LES UNITÉS D'ENSEIGNEMENT

Objectif de la fiche-outil

À partir du choix d'une situation abordée dans l'unité d'intégration pour une compétence donnée, montrer la démarche de :

- repérage des savoirs et savoir-faire mis en œuvre dans la situation ;
- adaptation du contenu des UE à partir de ce repérage.

Comment utiliser la fiche-outil

Cette fiche-outil peut être utilisée par les formateurs dans les étapes de construction et d'adaptation du contenu des Unités d'enseignement.

Dans un premier temps, les formateurs ont à **choisir les situations sur lesquelles les étudiants vont intervenir**.

Dans un deuxième temps, les formateurs vont **repérer les savoirs et savoir-faire mis en œuvre dans la situation**.

Dans un troisième temps, les formateurs s'emploient à **identifier les unités d'enseignement concernées,** notamment **les unités d'enseignement-clés** et « injectent » dans ces UE les contenus qui vont être nécessaires aux étudiants pour aborder les situations choisies pour les unités d'intégration.

Le premier tableau « Mise en lien des situations avec les unités d'enseignement, mode d'emploi » peut être utilisé comme modèle pour une première démarche.

Un exemple détaillé d'analyse des savoirs mis en œuvre dans une situation et de mise en lien avec les unités d'enseignement est ensuite apporté.

Les formateurs peuvent utiliser directement cet exemple ou le transposer à d'autres situations.

⚠ Cet exemple est très détaillé et porte sur la construction complète d'unités d'enseignement. Il permet également l'élaboration de contenus et d'objectifs pour l'unité d'intégration.

Les travaux des formateurs peuvent être plus succincts, notamment dans une phase de mise en place, mais la fiche-outil leur permet d'avoir un modèle détaillé de mise en lien des situations (abordées dans les unités d'intégration) et du contenu des UE.

MISE EN LIEN DES SITUATIONS AVEC LES UNITÉS D'ENSEIGNEMENT, MODE D'EMPLOI

CHOISIR LES SITUATIONS PROFESSIONNELLES ÉTUDIÉES DANS LES UNITÉS D'INTÉGRATION

Les situations exploitées dans les unités d'intégration (UI) correspondent à l'apprentissage progressif des savoirs.

Un tableau de croisement entre les semestres, l'intitulé des UI correspondantes et les différentes UE permet d'alimenter la réflexion sur le choix des situations professionnelles étudiées dans chacune des UI.

Dans la première colonne, pour chaque semestre, on trouve l'intitulé de la compétence ciblée et donc de l'unité d'intégration du semestre.

Dans la deuxième colonne, sont les UE reliées directement à l'UI et à la compétence ciblée, en gras les UE du semestre. Dans la troisième colonne sont les UE enseignées dans le semestre mais qui sont reliées à une autre compétence que celle visée par l'UI du même semestre.

À chaque unité d'intégration, l'ensemble des savoirs acquis peut être mobilisé.

La dernière année, à partir du semestre 5, seule la première colonne est remplie. En effet, les nouvelles UE attachées aux compétences 4, 9, 7 et 8 sont abordées pour la première fois, les autres ayant déjà été abordées, c'est donc l'ensemble des connaissances qui progressivement peut être mobilisé.

Situations professionnelles, lien avec les unités d'enseignement

Seule la dernière UE sur les soins relationnels sera évaluée plus tardivement que l'ensemble de la compétence de référence.

Les situations professionnelles ne sont données ici qu'à titre indicatif, chaque IFSI le remplit en fonction de ses choix.

Semestres Compétence(s) ciblée(s) Intitulé de l'UI	Les UE directement liées à la/aux compétence(s)[a]	Les UE du semestre Savoirs et savoir-faire utilisés dans ce semestre[b] et évalués en situation lors des UI d'autres semestres	Les situations professionnelles étudiées dans les UI : exemples	Les situations professionnelles utilisées pour l'évaluation lors des UI : exemples
Semestre 1 C3 « Accompagner une personne dans la réalisation de ses soins quotidiens »	**UE 2.10.S1 Infectiologie hygiène** **UE 4.1.S1 Soins de confort et de bien-être**	UE 1.1.S1 Psychologie, sociologie, anthropologie UE 1.3.S1 Législation, éthique, déontologie UE 2.1.S1 Biologie fondamentale UE 2.2.S1 Cycles de la vie et grandes fonctions UE 2.4.S1 Processus traumatiques UE 2.11.S1 Pharmacologie et thérapeutiques UE 3.1.S1 Raisonnement et démarche clinique infirmière	Accompagnement d'une personne atteinte d'une pathologie d'Alzheimer	Accompagnement d'un enfant porteur de handicap moteur dans ses activités quotidiennes
Semestre 2 C1 « Évaluer une situation clinique et établir un diagnostic dans le domaine infirmier »	**UE 2.3.S2 Santé, maladie, handicap, accidents de la vie** UE 3.1.S1 Raisonnement et démarche clinique infirmière **UE 3.1.S2 Raisonnement et démarche clinique infirmière**	UE 1.1.S2 Psychologie, sociologie, anthropologie UE 1.2.S2 Santé publique et économie de la santé UE 3.2.S2 Projet de soins infirmiers UE 2.6.S2 Processus psychopathologiques UE 3.2.S2 Projet de soins infirmiers UE 4.2.S2 Soins relationnels UE 4.3.S2 Soins d'urgence UE 4.4.S2 Thérapeutiques et contribution au diagnostic médical UE 4.5.S2 Soins infirmiers et gestion des risques	Évaluation de la situation clinique d'une personne arrivant en urgence dans un centre hospitalier et porteuse d'une suspicion de fracture du col de fémur	

Fiche-Outil N° 1

Situations professionnelles, lien avec les unités d'enseignement

Semestres Compétence(s) ciblée(s) Intitulé de l'UI	Les UE directement liées à la/aux compétence(s)[a]	Les UE du semestre Savoirs et savoir-faire utilisés dans ce semestre[b] et évalués en situation lors des UI d'autres semestres	Les situations professionnelles étudiées dans les UI : exemples	Les situations professionnelles utilisées pour l'évaluation lors des UI : exemples
Semestre 3 C2/C6 « Concevoir et conduire un projet de soins infirmiers » et « Communiquer et conduire une relation dans un contexte de soins »	UE 3.2.S2 Projet de soins infirmiers **UE 3.2.S3 Projet de soins infirmiers** UE 1.1.S1 Psychologie, sociologie, anthropologie UE 1.1.S2 Psychologie, sociologie, anthropologie UE 4.2.S2 Soins relationnels **UE 4.2.S3 Soins relationnels** **UE 4.2.S5 Soins relationnels** (UE qui sera évaluée en semestre 5)	UE 1.2.S3 Santé publique et économie de la santé UE 2.5.S3 Processus inflammatoires et infectieux UE 2.8.S3 Processus obstructifs UE 2.11.S3 Pharmacologie et thérapeutiques UE 6.6.S3 Soins éducatifs et préventifs UE 3.3.S3 Rôles infirmiers, organisation du travail et inter professionnalité		
Semestre 4 C5/C10 « Soins éducatifs » et « Formation des professionnels et des stagiaires »	UE 1.2.S2 Santé publique et économie de la santé UE 1.2.S3 Santé publique et économie de la santé UE 6.6.S3 Soins éducatifs et préventifs **UE 6.6 S4 Soins éducatifs et préventifs** **UE 3.5.S4 Encadrement des professionnels de soin**	UE 1.3.S4 Législation, éthique, déontologie UE 2.7.S4 Défaillances organiques et processus dégénératifs UE 3.4.S4 Initiation à la démarche de recherche UE 4.3.S4 Soins d'urgence UE 4.4.S4 Thérapeutiques et contribution au diagnostic médical UE 4.6.S4 Soins infirmiers et gestion des risques		
Semestre 5 C4/C9 « Mise en œuvre des thérapeutiques » et « Coordination des soins »	UE 2.1.S1 Biologie fondamentale UE 2.2.S1 Cycles de la vie et grandes fonctions UE 2.4.S1 Processus traumatiques UE 2.5.S3 Processus inflammatoires et infectieux UE 2.6.S2 Processus psychopathologiques			

FICHE-OUTIL N° 1

SITUATIONS PROFESSIONNELLES, LIEN AVEC LES UNITÉS D'ENSEIGNEMENT

Semestres Compétence(s) ciblée(s) Intitulé de l'UI	Les UE directement liées à la/aux compétence(s)[a]	Les UE du semestre Savoirs et savoir-faire utilisés dans ce semestre[b] et évalués en situation lors des UI d'autres semestres	Les situations professionnelles étudiées dans les UI : exemples	Les situations professionnelles utilisées pour l'évaluation lors des UI : exemples
	UE 2.6.S5 Processus psychopathologiques UE 2.7.S4 Défaillances organiques et processus dégénératifs UE 2.8.S3 Processus obstructifs **UE 2.9.S5 Processus tumoraux** UE 2.11.S1 Pharmacologie et thérapeutique UE 2.11.S3 Pharmacologie et thérapeutiques **UE 2.11.S5 Pharmacologie et thérapeutiques** UE 4.3.S2 Soins d'urgence UE 4.3.S4 Soins d'urgence UE 4.4.S2 Thérapeutiques et contribution au diagnostic médical UE 4.4.S4 Thérapeutiques et contribution au diagnostic médical **UE 4.4.S5 Thérapeutiques et contribution au diagnostic médical** **UE 4.7.S5 Soins palliatifs et de fin de vie** UE 3.3.S3 Rôles infirmiers, organisation du travail et inter professionnalité **UE 3.3.S5 Rôles infirmiers, organisation du travail** et inter professionnalité À aborder en sus : UE 4.2.S5 Soins relationnels			

Fiche-outil N° 1

Situations professionnelles, lien avec les unités d'enseignement

Semestres Compétence(s) ciblée(s) Intitulé de l'UI	Les UE directement liées à la/aux compétence(s)[a]	Les UE du semestre Savoirs et savoir-faire utilisés dans ce semestre[b] et évalués en situation lors des UI d'autres semestres	Les situations professionnelles étudiées dans les UI : exemples	Les situations professionnelles utilisées pour l'évaluation lors des UI : exemples
Semestre 6 C7/C8 « Analyse de la qualité » et « Traitement des données scientifiques et professionnelles »	UE 4.5.S2 Soins infirmiers et gestion des risques UE 4.6.S4 Soins infirmiers et gestion des risques UE 1.3.S1 Législation, éthique, déontologie UE 1.3.S4 Législation, éthique, déontologie **UE 4.8.S6 Qualité des soins et évaluation des pratiques** UE 3.4.S4 Initiation à la démarche de recherche **UE 3.4.S6 Initiation à la démarche de recherche** **UE 6.1 Méthodes de travail et TIC** **UE 6.2 Anglais**			

a. Les savoirs et savoir-faire de ces UE sont abordés dans l'UI correspondant à ce semestre, mais certaines UE sont enseignées au cours du semestre (elles sont en gras) et les autres au cours des semestres précédents.
b. Les savoirs et savoir-faire de ces UE s'ajoutent au fur et à mesure à l'ensemble des savoirs et savoir-faire utilisés au cours de la formation.

SITUATIONS PROFESSIONNELLES, LIEN AVEC LES UNITÉS D'ENSEIGNEMENT

ÉTABLIR LE LIEN ENTRE LES SAVOIRS SPÉCIFIQUES AUX SITUATIONS CHOISIES ET LES DIFFÉRENTES UE

La situation étant choisie, il convient de regarder en quoi les savoirs utilisés pour agir dans cette situation vont enrichir le contenu des UE en amont, et comment seront faites les liaisons par les intervenants dans les différentes UE.

Unité d'intégration *Exemple : UE 5.1. « Accompagner une personne dans la réalisation de ses soins quotidiens »* ⇨ Choix des situations abordées lors de l'unité d'intégration	1e situation choisie *Exemple : Accompagnement d'une personne atteinte de la maladie d'Alzheimer et de sa famille* Description de la situation : Processus pathologique Caractéristiques de la personne Lieu Autres intervenants ….	⇨ Quels savoirs sont nécessaires pour étudier cette situation ? Quelles UE sont concernées ?	*Exemple : La maladie d'Alzheimer*	*À aborder dans l'unité d'intégration elle-même en S1 Sera développée dans l'UE 2.7. en S4 (Processus dégénératifs)*
			Exemple : La personne âgée, besoins, attentes, ressources, etc.	*À aborder dans l'UE 1.1. (Psychologie…)* *À aborder dans l'UE 2.2. (Cycles de la vie et grandes fonctions)*
			Etc.	
	2e situation choisie *Exemple : Accompagnement d'une personne porteuse d'un handicap lourd* Description de la situation : Processus pathologique Caractéristiques de la personne Lieu Autres intervenants ….	⇨ Quels savoirs sont nécessaires pour étudier cette situation ? Quelles UE sont concernées ?	Le handicap : ressource, et potentiels de la personne, potentiels de son entourage Lien social et handicap	*À aborder dans l'UE 1.1. (Psychologie…)*
			Etc.	

EXEMPLE DÉTAILLÉ D'ANALYSE DES SAVOIRS MIS EN ŒUVRE DANS UNE SITUATION ET DE MISE EN LIEN AVEC LES UNITÉS D'ENSEIGNEMENT

CHOIX D'UNE SITUATION CLÉ ABORDÉE DANS L'UNITÉ D'INTÉGRATION 5.5. RÉALISÉE DANS LE SEMESTRE 5, EN LIEN AVEC LA COMPÉTENCE 4

Description de la compétence 4

Mettre en œuvre des thérapeutiques et des actes à visée diagnostique

- 1. Analyser les éléments de la prescription médicale en repérant les interactions et toute anomalie manifeste.
- 2. Préparer et mettre en œuvre les thérapeutiques médicamenteuses et les examens selon les règles de sécurité, d'hygiène, et d'asepsie.
- 3. Organiser l'administration des médicaments selon la prescription médicale, en veillant à l'observance et à la continuité des traitements.
- 4. Mettre en œuvre les protocoles thérapeutiques adaptés à la situation clinique d'une personne.
- 5. Initier et adapter l'administration des antalgiques dans le cadre des protocoles médicaux.
- 6. Conduire une relation d'aide thérapeutique.
- 7. Utiliser, dans le cadre d'une équipe pluridisciplinaire, des techniques à visée thérapeutique et psychothérapiques.
- 8. Prévoir, installer et utiliser les appareils et dispositifs médicaux opérationnels nécessaires aux soins et au confort de la personne.
- 9. Anticiper et accompagner les gestes médicaux dans les situations d'aide technique.
- 10. Prescrire des dispositifs médicaux selon les règles de bonne pratique.
- 11. Identifier les risques liés aux thérapeutiques et aux examens et déterminer les mesures préventives et/ou correctives adaptées.
- 12. Synthétiser les informations afin d'en assurer la traçabilité sur les différents outils appropriés (dossier de soins, résumé de soins, comptes rendus infirmiers, transmissions…)

SITUATIONS PROFESSIONNELLES, LIEN AVEC LES UNITÉS D'ENSEIGNEMENT

Situation-clé choisie

Mise en œuvre d'une chimiothérapie anticancéreuse (situation aiguë/chronique)

REPÉRAGE DES SAVOIRS ET SAVOIRS FAIRE MIS EN ŒUVRE DANS LA SITUATION ET MISE EN LIEN AVEC LES UNITÉS D'ENSEIGNEMENT

Ce repérage est organisé sur trois paliers :

- 1. Quels savoirs et savoir-faire sont nécessaires pour comprendre la situation et le résultat attendu ?
- 2. Quels savoirs et savoir-faire sont nécessaires pour agir et pour apprécier le résultat de son action ?
- 3. Quels savoirs et savoir-faire sont nécessaires pour conceptualiser et s'adapter à de nouvelles situations ?

QUELS SAVOIRS ET SAVOIR-FAIRE SONT NÉCESSAIRES POUR COMPRENDRE LA SITUATION ET LE RÉSULTAT ATTENDU ?

Savoirs	Savoir-faire permettant de mobiliser ces savoirs	Unités d'enseignement de référence
La prescription médicale Connaissances relatives aux médicaments utilisés en chimiothérapie anticancéreuse, efficacité, toxicité, effets indésirables Connaissances relatives aux traitements adjuvants, protocoles thérapeutiques, antiémétiques, protecteurs, paliers, associations d'antalgiques Connaissance de la réglementation pharmaceutique liée à l'administration des produits anticancéreux Connaissance des normes biologiques des principaux examens biologiques sanguins	Identifier les éléments de conformité de la prescription médicale Identifier les éléments de la réglementation liée à la surveillance des prescriptions anticancéreuses Comprendre l'intérêt des différents traitements chimiothérapies en fonction du but visé Identifier les éléments relatifs aux traitements et adjuvants Identifier les éléments relatifs aux traitements antalgiques Comprendre le mode d'action de la chimiothérapie anticancéreuse	– UE 2.11 (S1, S3, S5) Pharmacologie et thérapeutiques
Connaissance des règles d'hygiène et d'asepsie	Identifier les règles d'hygiène et d'asepsie	*– UE 4.5 (S2, S4) Infectiologie, hygiène*

Fiche-Outil N° 1

SITUATIONS PROFESSIONNELLES, LIEN AVEC LES UNITÉS D'ENSEIGNEMENT

Savoirs	Savoir-faire permettant de mobiliser ces savoirs	Unités d'enseignement de référence
Connaissance de l'anatomie de la cellule		– *UE 2.1S1 Biologie fondamentale*
Connaissance de la physiopathologie des maladies, tumeurs et/ou métastases cancéreuses Connaissance des mesures d'isolement en cas d'aplasie médullaire Connaissance des signes cliniques et paracliniques liés aux complications des chimiothérapies (aplasie médullaire, trouble de la crase sanguine, troubles cardiaques, diarrhées ou vomissements graves) Connaissance des protocoles d'urgence Connaissance des recommandations Anaes 2003, arrêté du 20 décembre 2004, circulaire du 22 février 2005 Connaissance du réseau de santé en cancérologie, le volet cancérologie du SROS	Identifier les symptômes des principales maladies, tumeurs et/ou métastases, cancers (dont douleur) Identifier l'incidence du risque infectieux dans un contexte d'aplasie Identifier l'organisation du service (place de la chambre) Identifier le matériel de la chambre Identifier les signes cliniques et paracliniques d'une urgence liée aux complications de la chimiothérapie Identifier les signes secondaires d'une chimiothérapie anticancéreuse : fatigue, vomissements, alopécie…	**– UE 2.9.S5 Processus tumoraux Unité d'enseignement-clé**
	Identifier les critères d'éligibilité chez les patients demandant une chimiothérapie à domicile Identifier les collaborateurs extra-hospitaliers et les modes de communication pour assurer la continuité des soins (médicaux, paramédicaux, psychologues, prothésistes…)	– UE 3.5. (S3, S5) Rôles infirmiers, organisation des soins et interprofessionnalité
	Identifier le chemin clinique	– UE 3.2. Projet de soins infirmiers
Connaissance des règles d'élimination des déchets : circulaire du 13 février 2006	Identifier les matériels et modes d'élimination des déchets générés par les traitements anticancéreux	– UE 4.5. Soins infirmiers et gestion des risques

Situations professionnelles, lien avec les unités d'enseignement

Savoirs	Savoir-faire permettant de mobiliser ces savoirs	Unités d'enseignement de référence
Connaissance des modalités de l'annonce du diagnostic Compréhension des éléments de la déontologie et du questionnement éthique	Identifier la démarche et les mesures à prendre dans l'annonce du diagnostic à la personne Identifier les connaissances du patient/à sa maladie, son niveau d'attente Identifier le niveau d'acceptation de la personne face à son traitement chimiothérapique Identifier les éléments de la situation relevant d'un questionnement éthique, marge de choix… Identifier le processus de consentement éclairé, de fertilité, essais cliniques	– UE 1.3. (S1, S4) Législation, éthique, déontologie
	Identifier les éléments nécessaires à l'éducation du patient et de son entourage en lien avec la chimiothérapie (hygiène de vie, alimentation, pensée positive…) Identifier les informations à transmettre	– UE 4.6 S3, S4. Soins éducatifs et préventifs

FICHE-OUTIL N° 1

SITUATIONS PROFESSIONNELLES, LIEN AVEC LES UNITÉS D'ENSEIGNEMENT

QUELS SAVOIRS ET SAVOIR-FAIRE SONT NÉCESSAIRES POUR AGIR ET POUR APPRÉCIER LE RÉSULTAT DE SON ACTION ?

Savoirs	Savoir-faire permettant de mobiliser ces savoirs	Unités d'enseignement
Connaissance des protocoles de chimiothérapie et du calendrier de mise en œuvre Connaissance des protocoles de chimiothérapie et des éléments de leur mise en œuvre Connaissance des principes de préparation d'une perfusion de chimiothérapie anticancéreuse Calculs de dose et de débit Connaissance des principes de pose de perfusion par chambre implantable, ou cathéter tunnelisé Protocoles d'accès et entretien des voies d'abord Prévention de l'alopécie, des mycoses buccales Pratique de la pose de perfusion de chimiothérapie dans une chambre implantable ou un cathéter	Identifier les éléments relatifs au calendrier Identifier les éléments relatifs aux examens complémentaires Identifier les opérations mathématiques de la prescription médicamenteuse (opérations de calcul, conversions, règle de trois ou produit en croix, calcul de vitesse, de masse corporelle) Identifier les règles de débit de la perfusion Identifier le matériel spécifique Identifier les règles de préparation sous hotte à flux laminaire Analyser la situation clinique à partir des paramètres vitaux et des résultats biologiques Déterminer l'organisation de la mise en œuvre des produits à injecter Utiliser les règles de préparation (aspect du produit, péremption) Utiliser la tenue de protection lors de la préparation des produits (lunettes, masque, surblouse et gants) Respecter la réglementation liée à l'administration et à la surveillance d'une chimiothérapie Analyser l'ordre d'injection des produits sans les mélanger Identifier toute anomalie de résultat par rapport à la norme Sélectionner les éléments à transmettre et échanger avec le médecin avant/après le traitement Identifier les règles de débit de la perfusion Observer l'état cutané du site d'injection et dépister toute anomalie pouvant retarder l'injection (plaie, œdème, irritation, infection) Utiliser les principes de désinfection, d'hygiène et d'asepsie pour la pose (masque, gants stériles, surblouse)	**– UE 4.4. (S2, S4, S5) Thérapeutique et contribution au diagnostic médical** **Unité d'enseignement-clé** + Utiliser les savoirs des unités d'enseignement : UE 3.1 (S1, S2) Raisonnement et démarche clinique infirmière UE 3.2. (S2, S3) Projet de soins infirmiers **– UE 5.5.S5 Mise en œuvre des thérapeutiques et coordination des soins** **L'unité d'intégration elle-même permet d'acquérir ces savoirs et savoir-faire**

SITUATIONS PROFESSIONNELLES, LIEN AVEC LES UNITÉS D'ENSEIGNEMENT

Savoirs	Savoir-faire permettant de mobiliser ces savoirs	Unités d'enseignement
	Utiliser le matériel adapté (aiguille de Huber) Appliquer sans erreur (sécurite) les calculs de dose et de débit, Dépister une obstruction de la chambre implantable ou du cathéter Le cas échéant, mettre en œuvre le protocole d'héparinisation Respecter la vitesse de perfusion ou d'injection Moduler la vitesse en fonction de l'état clinique et de l'expression du patient Dépister les effets des produits injectés et mettre en œuvre les mesures correctives Dépister une extravasation (efficacité, innocuité, toxicité) ; le cas échéant, mettre en œuvre le protocole en cas d'extravasation Utiliser les règles d'élimination des déchets générés par les traitements chimiothérapiques anticancéreux	
	Analyser le besoin et mettre en œuvre le protocole (alopécie, mycoses buccales, anémie, neutropénie, asthénie…) Initier l'information et l'éducation avant la sortie	– UE 4.6. Soins éducatifs et préventifs
Les liens avec le réseau de santé en cancérologie, le chemin clinique La communication interprofessionnelle	Initier le relais de soin vers une structure extra-hospitalière Transmettre au médecin les critères observés d'éligibilité des patients à une chimiothérapie à domicile	– UE 3.3. Rôles infirmiers, organisation du travail et interprofessionnalité
Communiquer avec la personne et sa famille	Établir une relation thérapeutique avec le patient	– UE 4.2 (S2, S3, S5) Soins relationnels

Fiche-Outil N° 1

Situations professionnelles, lien avec les unités d'enseignement

Quels savoirs et savoir-faire sont nécessaires pour conceptualiser et s'adapter à de nouvelles situations ? Remobiliser ses compétences

Savoirs	Savoir-faire permettant de mobiliser ces savoirs	Unités d'enseignement
Les synthèses d'entrée en fonction des contextes de soins (urgence) La lecture du dossier du patient (chronicité) Le raisonnement clinique La démarche de soins La modélisation et l'adaptation des protocoles de soins infirmiers Les principes d'observance thérapeutique, d'éducation thérapeutique La prescription médicale Les protocoles thérapeutiques Les synthèses de sortie (résumé de soins) La fiche de liaison hôpital -soins à domicile Le principe d'inter-métier Les alliances : réseaux, personnes de confiance…	Rechercher les informations dans le dossier pour une prise en charge personnalisée Sélectionner, dans une situation clinique/biologique les informations nécessaires à la mise en œuvre de la chimiothérapie Concevoir, faire évoluer et utiliser un protocole de soins infirmiers Lire une prescription de façon critique (dépister anomalies) Utiliser et/ou initier l'utilisation d'un protocole thérapeutique Concevoir et/ou compléter une fiche de liaison	**UE 5.5.S5 Mise en œuvre des thérapeutiques et coordination des soins** **L'unité d'intégration elle-même permet de formaliser les savoirs et d'analyser les situations rencontrées en stage** **Stage** **Ensemble des unités d'intégration**

ANIMATION D'UNE UNITÉ D'INTÉGRATION

OBJECTIF DE LA FICHE-OUTIL

Apporter quelques pistes pour conduire une animation lors des unités d'enseignement appelées « d'intégration ».

Ces unités de formation, nouvelles dans ce référentiel, ont pour visée de faire réfléchir les étudiants sur les actions à mener, en tant que professionnel infirmier, dans des situations réelles rapportées et examinées en IFSI.

Le formateur doit guider la réflexion et se focaliser à la fois sur la justesse des propositions émises et la progression des étudiants dans leur manière d'étudier et de traiter la situation.

COMMENT UTILISER LA FICHE-OUTIL ?

Avant tout, il est nécessaire de bien repérer :

- la place privilégiée et spécifique en fin de semestre de chacune des UI dans le cursus de formation ;
- le poids en crédit européen et donc en charge de travail des étudiants de chacune des UI en relation avec l'ensemble des UE du semestre ;
- les savoirs et savoir-faire de la ou des compétence(s) visée(s) par chacune des UI ;
- les étapes nécessaires à la mise en place de ces UI.

Le tableau de synthèse a pour objectif de faciliter la vision globale des unités d'intégration, de leur place dans la formation et des liens entre les différentes unités d'enseignement.

⚠ Évaluer les savoirs et savoir-faire contenus dans les unités d'intégration ne signifie pas évaluer la totalité des compétences acquises qui sont évaluées en situation, c'est-à-dire en stage.

Les situations abordées dans l'UI peuvent mobiliser tout savoir abordé précédemment. L'évaluation porte uniquement sur la ou les compétence(s) associée(s) à l'UI.

PLACE DE CHACUNE DES UNITÉS D'INTÉGRATION DANS LA FORMATION

Un tableau récapitulatif de l'ensemble des modalités concernant les UI (place dans les semestres, ECTS, modalités d'évaluation...) peut contribuer à s'approprier la « logique » globale des UI sur l'ensemble de la formation. Les situations professionnelles ne sont données ici qu'à titre indicatif, chaque IFSI le remplit en fonction de ses choix.

Semestres	ECTS	Compétences	Choix des situations professionnelles étudiées, exemples	Modes d'évaluation	Critères d'évaluation
Semestre 1 C3	2 35 h TD 15 h TP	« Accompagner une personne dans la réalisation de ses soins quotidiens »	1. Accompagnement d'une personne atteinte d'une pathologie d'Alzheimer 2. Accompagnement d'un enfant porteur de handicap moteur dans ses activités quotidiennes 3. Etc.	Travail écrit d'analyse d'une situation clinique réalisée en groupes restreints	Pertinence dans l'utilisation des connaissances et des concepts Adéquation des activités proposées avec les besoins et les souhaits de la personne Pertinence dans l'identification des risques et adéquation des mesures de prévention proposées Pertinence dans l'argumentation
Semestre 2 C1	2 20 h TD 30 h TP	« Évaluer une situation clinique et établir un diagnostic dans le domaine infirmier »	1. Évaluation de l'état de santé d'une personne arrivant aux urgences pour une fracture de tibia 2. Etc.	Présentation orale de l'analyse d'une situation clinique	Pertinence et cohérence des informations recherchées Pertinence dans l'analyse de la situation Cohérence dans le raisonnement Pertinence du diagnostic de la situation
Semestre 3 C2 et C6	4 40 h TD 60 h TP	« Concevoir et conduire un projet de soins infirmiers » et « Communiquer et conduire une relation dans un contexte de soins »	1. Élaboration d'un projet de retour à domicile pour une personne hémiplégique et aphasique 2. Etc.	Travail écrit ou oral d'élaboration d'un projet de soins	Pertinence dans la prise en compte des éléments du contexte, dont la situation relationnelle Cohérence dans la hiérarchie des actions à mener Détermination des éléments de négociation du projet Justesse dans l'utilisation des outils de soins

Semestres	ECTS	Compétences	Choix des situations professionnelles étudiées, exemples	Modes d'évaluation	Critères d'évaluation
Semestre 4 C5 et C10	4 40 h TD 60 h TP	« Soins éducatifs » et « Formation des professionnels et des stagiaires »	1. Réalisation d'une démarche d'éducation à la santé pour des adolescents dans une institution scolaire Etc.	Présentation d'une démarche d'éducation ou de prévention ou d'une situation d'encadrement avec analyse des résultats au regard des objectifs	Pertinence du choix des actions d'éducation, de prévention ou d'encadrement au regard de la situation Adéquation des méthodes et des moyens envisagés avec les objectifs et les résultats attendus Analyse critique des résultats de l'action
Semestre 5 C4/C9	4 40 h TD 60 h TP	« Mise en œuvre des thérapeutiques » et « Coordination des soins »	Etc.	Travail écrit d'analyse sur la réalisation et l'organisation de soins dans un contexte pluridisciplinaire	Fiabilité des données utilisées Justesse dans le repérage d'anomalies ou de risques Pertinence dans le rôle envisagé des acteurs et leur mode de collaboration
Semestre 6 C7/C8	8 40 h TD 160 hTP	« Analyse de la qualité » et « Traitement des données scientifiques et professionnelles »	Etc.	Mémoire écrit et argumentation orale sur un sujet d'intérêt professionnel	Pertinence des données recherchées Pertinence dans l'étude du problème Clarté de la construction du cadre et de la démarche d'analyse Cohérence dans les conclusions de l'analyse

Ce type de tableau peut être alimenté au fur et à mesure du déroulement de la formation. Il donne des points de repères pour une vision globale. Des colonnes peuvent être ajoutées en fonction des choix des IFSI avec, par exemple, les situations étudiées, les situations évaluées, les savoirs mis en évidence, les liaisons faites avec les lieux de stage, les intervenants, la place des professionnels de terrain dans l'étude des situations et dans la correction, etc.

Le remplissage de ce tableau peut aussi préciser les écarts entre le prévu et le réalisé, et servir ainsi de traçabilité des options prises dans l'ensemble du cursus de formation.

MODALITÉS D'ANIMATION DES UNITÉS D'INTÉGRATION

Pour chaque unité d'intégration, la démarche pédagogique est la suivante, à partir du choix situations professionnelles étudiées :

PREMIÈRES SÉQUENCES PÉDAGOGIQUES CENTRÉES SUR LA COMPRÉHENSION ET L'« ACTION » EN SITUATION

Quelle(s) situation(s) permet(ent) le mieux l'action des étudiants ?

Quelles modalités pédagogiques sont appropriées pour cette situation ? Recherche d'informations entre deux séquences pédagogiques, études de cas individuelles, études de cas abordées en petits groupes, jeux de rôle, etc.

Comment le formateur doit-il se positionner ? Quelles séquences successives va-t-il animer ou accompagner ? Quels outils ou supports doit-il préparer ?

On peut citer par exemple les études de cas, le jeu de rôle ou les travaux pratiques.

Étude de cas

- Accompagnement des travaux réalisés individuellement ou en petits groupes.
- Animation d'une séquence d'échanges à partir de ces travaux.
- Apport de savoirs complémentaires.
- Apport aux étudiants d'une grille d'auto-évaluation.
- Animation d'une séquence d'échanges et de structuration des savoirs à partir de cette auto-évaluation.

Jeu de rôle

- Présentation de la situation et définition du rôle de chacun, pour un petit groupe.

ANIMATION D'UNE UNITÉ D'INTÉGRATION

- Préparation de la situation par les étudiants.
- « Mise en situation » : un petit groupe d'étudiants joue chacun leur rôle dans la situation, les autres étudiants regardent.
- Analyse de la mise en situation avec l'ensemble des étudiants.
- Structuration des savoirs issus de la situation.

Travaux pratiques

- Préparation d'un support pour les travaux à réaliser.
- Présentation des travaux à mener.
- Séquence éventuelle de démonstration.
- Accompagnement des étudiants durant les travaux.
- Apport aux étudiants d'une grille d'auto-évaluation.
- Animation d'une séquence d'échanges et de structuration des savoirs à partir de cette auto-évaluation.

SÉQUENCES PÉDAGOGIQUES CENTRÉES SUR LA TRANSPOSITION À DE NOUVELLES SITUATIONS ET LA STRUCTURATION DES ACQUIS

Quelle structuration des acquis est nécessaire avant d'aborder de nouvelles situations ? Modélisation, recherche des invariants dans toutes situations, etc. Cette structuration des acquis peut avoir lieu en fin de séquence précédente.

Quelle (s) situation(s) permet(ent) le mieux la transposition des acquis des étudiants ?

Quelles modalités pédagogiques sont appropriées pour cette situation : recherche d'informations entre deux séquences pédagogiques, études de cas individuelles, études de cas abordées en petits groupes, jeux de rôle, etc. ?

Comment le formateur doit-il se positionner ? Quelles séquences successives va-t-il animer ou accompagner ? Quels outils ou supports doit-il préparer ?

On peut citer par exemple les études de cas ou les travaux pratiques.

ANIMATION D'UNE UNITÉ D'INTÉGRATION

Étude de cas

- Animation d'une séquence de structuration des savoirs à partir des situations abordées précédemment : recherche et analyse des invariants, etc.
- Apport de savoirs complémentaires nécessaires pour la transposition.
- Séquence de travaux réalisés individuellement ou en petits groupes en autonomie.
- Présentation des travaux réalisés aux autres étudiants.
- Auto-évaluation et évaluations réciproques des travaux réalisés par les étudiants.
- Animation d'une séquence de structuration des savoirs à partir de cette évaluation.

Travaux pratiques

- Préparation d'un support pour les travaux à réaliser.
- Réalisation des travaux en autonomie par les étudiants.
- Présentation des travaux réalisés aux autres étudiants.
- Auto-évaluation et évaluations réciproques des travaux réalisés par les étudiants.
- Animation d'une séquence de structuration des savoirs à partir de cette évaluation.

SÉQUENCES PÉDAGOGIQUES DE « DÉBRIEFING » DE STAGE

Quelles modalités pédagogiques sont appropriées pour que les étudiants décrivent et présentent les situations rencontrées ? Travail individuel à partir du portfolio renseigné en cours de stage, travaux en petits groupes, présentation à l'ensemble du groupe des situations vécues, etc.

Quelles modalités pédagogiques sont appropriées pour analyser les situations rencontrées ? De quelle grille d'analyse les étudiants ont-ils besoin ? Comment structurer les savoirs à partir de l'analyse des situations rencontrées ?

Comment le formateur doit-il se positionner ? Quelles séquences successives va-t-il animer ou accompagner ? Quels outils ou supports doit-il préparer ?

ANIMATION D'UNE UNITÉ D'INTÉGRATION

On peut citer par exemple les questions suivantes.

Séquences	Modalités/questionnement/supports
Séquence d'échange permettant l'expression de chacun	Qu'avez-vous vécu durant le stage ? Qu'avez-vous découvert ? Avez-vous rencontré des difficultés ? Qu'est-ce que cela vous a appris sur votre métier ?
Travaux en petits groupes de description des situations rencontrées	À partir d'une grille d'analyse des situations, plus ou moins complexe en fonction du positionnement dans la formation : Quelles étaient les caractéristiques du patient ? Quels étaient les interlocuteurs en présence ? Quelles actions ont-ils réalisé ? Quelles actions avez-vous réalisé ? En autonomie ou non ? Quel a été le résultat ? Certaines questions sont liées à la situation, par exemple pour une situation de soins quotidiens : quels étaient les besoins ou les souhaits de la personne ? Comment avez-vous adapté vos activités ? Qu'est-ce qui vous a semblé important pour respecter la pudeur ? Avez-vous eu des informations sur les risques liés à la situation ? Le formateur accompagne ces travaux
Échange en grand groupe sur quelques situations présentées	Quel retour sur les situations présentées ?
Auto-évaluation en petits groupes des situations rencontrées par chacun	À l'aide d'une grille d'auto-évaluation, le formateur accompagne ces travaux
Structuration des savoirs à partir des résultats de l'analyse et de l'auto-évaluation des situations	Cette séquence se prépare à partir des travaux produits par les petits groupes et nécessite donc un délai de mise en œuvre

Les questions présentées dans la fiche-outil 6 « Bilan de stage – Comment évaluer les compétences » peuvent être utiles en fonction de la compétence ciblée par l'unité d'intégration :

Pour la compétence 3 : *comment avez-vous mis en œuvre cette activité ? À quoi avez-vous fait le plus attention ? Pourquoi ? Qu'avez-vous surveillé ? Pourquoi ? Avez-vous eu des informations sur les risques liés à la situation ? Avez-vous recherché ces informations ? Avez-vous restitué des informations après l'activité ?*

Pour la compétence 6 : *quelles situations de communication ont été rencontrées ? Comment l'étudiant les a-t-il abordées ? A-t-il analysé la situation ? Comment a-t-il communiqué ?*

La compétence 2 est abordée en approfondissant les situations pour lesquelles l'étudiant a pu travailler sur le projet de soins avec l'équipe soignante : *quelle était la situation ? Quel était le projet de soin ? Pourquoi ces éléments dans le projet ? Comment avez-vous fait participer la personne soignée ? Comment ce projet a-t-il été mené dans la durée ?*

La compétence 9 peut être abordée en fin d'échange à partir de l'ensemble des situations évoquées ou des activités réalisées : *quels différents acteurs sont intervenus ? Quelles informations avez-vous transmises ? À qui ? Quel lien entre les différentes interventions ? Avez-vous pu coordonner des activités ?*

Pour la compétence 1, l'étudiant doit avoir mené par lui-même une démarche d'analyse et de diagnostic : *dans telle situation, expliquez comment vous avez raisonné et à quelles conclusions vous avez abouti.*

Modalités d'évaluation des unités d'intégration

L'évaluation de l'unité d'intégration doit être clairement distinguée des séquences d'apprentissage décrites précédemment. De nombreux savoirs peuvent être mobilisés dans cette phase d'apprentissage. L'évaluation, quant à elle, est centrée uniquement sur la ou les compétence(s) ciblée(s).

Les unités d'intégration font l'objet d'une évaluation qui porte essentiellement sur l'analyse de situations (*cf.* tableau récapitulatif de l'ensemble des UI).

Dans ces situations, il s'agit d'évaluer les différents éléments de la compétence, conformément au référentiel de compétences, suivant les critères définis.

Par exemple, pour l'unité d'intégration « Accompagner une personne dans la réalisation de ses soins quotidiens » correspondant à la compétence 3, l'évaluation s'effectue à partir d'un travail écrit d'analyse d'une situation clinique réalisée en groupes restreints.

ANIMATION D'UNE UNITÉ D'INTÉGRATION

Il s'agit d'évaluer les éléments de la compétence 3 :

- 1. Apprécier la capacité de la personne à réaliser les activités de la vie quotidienne et l'accompagner dans les soins en favorisant sa participation et celle de son entourage.
- 2. Adapter les soins quotidiens aux besoins de la personne, en tenant compte de ses ressources, ses déficiences ou ses handicaps.
- 3. Évaluer, anticiper et prévenir les risques liés à la diminution ou la perte de l'autonomie et à l'altération de la mobilité.
- 4. Adapter et sécuriser l'environnement de la personne.
- 5. Identifier des activités contribuant à mobiliser les ressources de la personne en vue d'améliorer ou de maintenir son état physique et psychique.
- 6. Évaluer l'évolution de la personne dans sa capacité à réaliser ses soins.

La situation d'évaluation choisie doit donc permettre d'apprécier ces différents éléments.

L'évaluation est basée sur les critères suivants :

- 1. Pertinence dans l'utilisation des connaissances et des concepts.
- 2. Adéquation des activités proposées avec les besoins et les souhaits de la personne.
- 3. Pertinence dans l'identification des risques et adéquation des mesures de prévention proposées.
- 4. Pertinence dans l'argumentation.

L'évaluation de l'unité d'intégration « UE 5.6.S6 » « Analyse de la qualité et traitement de données scientifiques et professionnelles (C7/C8) » est constituée du travail écrit de fin d'études comportant une argumentation.

FICHE-OUTIL N° 3

CHOISIR UN STAGE, LE SITE QUALIFIANT

OBJECTIF DE LA FICHE-OUTIL

Afin de choisir un stage adapté au parcours pédagogique de l'étudiant, il faut d'abord rechercher et formaliser les ressources des terrains potentiels afin d'identifier les « sites qualifiants », c'est-à-dire les lieux où un encadrement de qualité est assuré. Cette évaluation doit être revue périodiquement afin qu'en soit assurée la pérennité.

- Choix des critères d'un site qualifiant.
- Repérage des ressources et des moyens mis en œuvre sur un site précis en relation avec ces critères.
- Recherche d'indicateurs permettant de cibler la mise en relation entre les critères et les ressources sur ce site.
- Choix du stage pour un étudiant en fonction d'une part de la validité des indicateurs et d'autre part du parcours spécifique de l'étudiant.

COMMENT UTILISER LA FICHE-OUTIL ?

Cette fiche-outil peut être utilisée par les formateurs pour choisir des stages adaptés aux besoins des étudiants.

Dans un premier temps, les formateurs se mettent d'accord sur quelques critères et les indicateurs de qualité des lieux de stage.

Dans un deuxième temps, les formateurs rencontrent les personnes responsables des lieux de stage. Ils listent ensemble les ressources de ces lieux et comparent avec le choix des critères et indicateurs.

Dans un troisième temps, les formateurs retiennent les lieux de stage considérés comme qualifiant et choisissent des terrains adaptés aux besoins des étudiants.

⚠ Attention : les éléments notés ci-dessous sont partiels, ils servent de repères pour poursuivre le travail, en l'adaptant aux contextes, entre les formateurs et les personnes responsables de l'encadrement en stage.

FICHE-OUTIL N° 3

CRITÈRES ET INDICATEURS POUR ÉVALUER LA QUALIFICATION D'UN SITE DE STAGE

Acquisition des compétences et des techniques	Les situations ou « familles de situations » permettant l'acquisition des compétences sont recensées Les activités et les techniques les plus fréquemment rencontrées sur le site sont recensées Les professionnels connaissent les référentiels d'activités et de compétences du métier d'infirmier Un bilan sur les acquisitions des éléments de compétences et les techniques est fait au moins deux fois par stage avec l'étudiant Des indications sont données à l'étudiant sur des terrains lui permettant de compléter ses acquisitions
Personnalisation d'un encadrement de proximité	Des professionnels encadrant les étudiants sont nommés, leurs noms et leurs rôles communiqués aux étudiants Un livret d'accueil et d'encadrement des étudiants est mis en place Des rencontres fréquentes et régulières sont prévues entre le tuteur et l'étudiant, ses dates sont connues de l'étudiant au début du stage Deux bilans au minimum par stage sont faits entre le tuteur et l'étudiant Les objectifs de progression sont connus des étudiants, ils sont élaborés et commentés en début et en fin de stage Les ressources du site sont recensées, connues des étudiants qui peuvent les utiliser
Autonomie et engagement de l'étudiant	Un plan d'encadrement comportant des objectifs et des actions progressives à réaliser pour les étudiants est mis en place sur le site Les étudiants sont incités à prendre la parole lors des réunions et des rencontres entre professionnels Les critères d'autonomie et d'engagement de l'étudiant sont examinés et des indicateurs concrets trouvés lors des bilans de fin de stage par le tuteur
Développement de l'analyse et du jugement critique	Les événements qui se déroulent pendant la période de stage sont analysés et commentés par les professionnels avec les étudiants Les pages du portfolio permettant l'analyse par l'étudiant de sa période de stage sont utilisées par les formateurs pour la faire progresser l'étudiant Des temps d'analyse de la pratique sont prévus entre les lieux de stage et l'IFSI

REPÉRAGE DES RESSOURCES DES TERRAINS DE STAGE

Personnes pouvant contribuer à la progression des étudiants

- Quelles sont les personnes susceptibles d'encadrer les étudiants quotidiennement ?
- Y a-t-il un tuteur nommé, pour combien de temps, sur quelle fiche de poste, sur quel territoire, etc.
- Qui est le « maître de stage » ?
- Y a t il des personnes-ressources que l'étudiant pourrait rencontrer sur place ou dans une autre unité du pôle ? (Médecin, assistante sociale, diététicienne, autre paramédical, documentaliste, etc.)
- Qui est le formateur de l'IFSI référent du stage ?
- Y a-t-il d'autres étudiants, infirmiers ou non infirmiers d'autres instituts qui viennent aussi en stage dans la structure, des possibilités de rencontres ?

Personnes soignées et familles de situations rencontrées

- Quelles sont les personnes « clientes » de ce lieu (lieu dédié aux soins ou non) ?
- Quels sont les types de pathologies habituellement rencontrées ou les situations de santé traitées ?
- Quel est l'entourage social, économique, le lien avec une structure, etc. ?

Compétences ou éléments de compétences susceptibles d'être atteints

- Un travail d'appropriation du référentiel de compétences a-t-il été fait dans ce lieu ?
- Les compétences plus accessibles dans ce lieu sont-elles ciblées ?
- Quels sont les objectifs que les étudiants pourront atteindre certainement dans ce lieu ?
- Quelles sont les situations professionnelles devant lesquelles les étudiants se trouveront placés le plus fréquemment ?
- Quels sont les actes, activités ou techniques de soins qu'ils réaliseront le plus sûrement ?

Modalités d'accueil et contraintes d'organisation du travail

- Existe-t-il une charte d'encadrement dans la structure ?
- Existe-t-il un livret d'accueil sur le lieu de stage ?
- Les modalités sont-elles connues de l'étudiant dès le début du stage : horaires, organisation du travail, vie d'équipe, etc.

Modalités d'évaluation

- Des temps de bilans sont-ils prévus au cours du stage ?
- Des temps d'évaluation concernant des situations spécifiques ou des pratiques sont-ils prévus ?
- Des rencontres avec les formateurs de l'IFSI pour faire le point sont-ils organisés ?

CROISEMENT ENTRE LES BESOINS D'UN ÉTUDIANT ET LES RESSOURCES DU STAGE

Étudiant	Stage n
Stages déjà effectués Types de situations déjà rencontrées Points d'acquisition Points de progression …	Situations spécifiques/fréquentes Niveau de qualité de l'encadrement de proximité Niveau d'autonomie exigé dans le stage …
Stage suivant, n+1 Autres types de situations Acquisitions possibles…	

Fiche-Outil N° 4

FIXER DES OBJECTIFS DE STAGE

Objectif de la fiche-outil

En vue de fixer des objectifs de stage, les formateurs décrivent, par type de stage, les situations et activités que les étudiants pourraient rencontrer.

Les professionnels des terrains modifient ou complètent les informations en fonction des contextes et produisent alors un relevé des activités et situations que l'étudiant trouvera réellement sur ce lieu.

- Repérage des situations et activités rencontrées par type de stage
- Fixation d'une liste des situations et activités rencontrées par lieu de stage précis
- Choix du stage en fonction du parcours de l'étudiant
- Fixation des objectifs de stage

Comment utiliser la fiche-outil ?

Cette fiche-outil peut être utilisée par les formateurs pour choisir un stage adapté aux besoins de l'étudiant.

Dans un premier temps, les formateurs **listent les types de stage disponibles** dans leur périmètre de travail, les noms des structures et des lieux.

Dans un deuxième temps, les formateurs vérifient **les spécificités des stages : objectifs atteignables et situations/activités les plus fréquentes** devant lesquelles les étudiants seront probablement placés.

Dans un troisième temps, les formateurs vérifient avec les lieux de stage si ces objectifs peuvent être atteints et jugent de la **pertinence des choix de stage en fonction des profils et des parcours pédagogiques** des étudiants.

Cette fiche-outil peut également être utilisée par les lieux de stage pour la personnaliser en fonction de leurs propres ressources.

FIXER DES OBJECTIFS DE STAGE

⚠ L'exemple du tableau ci-dessous ne porte que sur des données assez générales, son but n'est pas l'exhaustivité.

C'est un outil à compléter en fonction de l'offre de soins locale.

Ce tableau est présenté par compétence, il peut aussi être réalisé plus globalement et plus synthétiquement dans une première approche.

Ce tableau peut être utilisé comme une aide à la recherche d'un lieu de stage adéquat. D'autres paramètres, non cités ici, sont aussi à prendre en compte dans ce choix (qualité de l'encadrement, existence d'une charte d'encadrement, conditions en accessibilité du site pour l'étudiant, etc.)

Repérage des situations et activités rencontrées par type de stage

Compétences	Stage de soins de courte durée	Stage de soins de santé mentale, psychiatrie	Stage de soins de longue durée, rééducation	Stage sur des lieux de vie
1. Évaluer une situation clinique	Accueil d'un patient, programmé et en urgence Prise en charge d'une urgence vitale Évaluation des situations cliniques des personnes présentant des pathologies Examen clinique, lecture des signes et des symptômes	Entretiens d'accueil et d'évaluation, d'orientation, en centre médico-psychologique ou en psychiatrie de liaison Prise en charge de personnes en situation d'addiction Prise en compte de l'environnement (famille, aidants,…) Réévaluation du jugement clinique face à des pathologies de longue durée Analyse en clinique faite en équipe Évaluation des risques qui peuvent être élevés	Évaluation de personne présentant des polypathologies Identification et mobilisation des capacités et des compétences du patient Évaluation du processus d'adaptation de la personne à son handicap Prise en compte des ressources de la personne et des aidants naturels et professionnels Renseignements sur les outils mesurant la dépendance Mesure de la douleur	*Tous lieux de vie* Orientation de la demande du patient pour la recherche d'interlocuteur Analyse réactive face aux urgences : identification des signes d'urgence, de détresse, de décompensation d'une pathologie ou d'un dysfonctionnement Évaluation de la dépendance, de la douleur, du niveau d'hygiène personnelle

FIXER DES OBJECTIFS DE STAGE

Compétences	Stage de soins de courte durée	Stage de soins de santé mentale, psychiatrie	Stage de soins de longue durée, rééducation	Stage sur des lieux de vie
	Évaluation des besoins réels, actuels ou potentiels de la personne Pose de diagnostic de la situation	Accueil personnalisé, information et installation lors d'une hospitalisation Évaluation de la crise Évaluation clinique renouvelée dans les pathologies de longue évolution en tenant compte du contexte de vie, des incidences relationnelles de la maladie Évaluation de la demande exprimée, et la demande sous jacente	Évaluation des risques de maltraitance Entretien d'accueil lors de l'entrée en Maison de Retraite	*Domicile* Entretien infirmier : histoire et habitudes de vie, besoins et attentes, ressources de l'entourage Évaluation régulière de l'autonomie physique et psychique Utilisation des outils de transmission des structures de soins pour compléter l'entretien de recueil de données *Milieux scolaires, entreprises* Entretien infirmier : conditions de vie, alimentation, sommeil, sexualité Dépistage et prévention de risques : addictions, suicide, violences Réactivité vis-à-vis d'un accident Orientation et suivi de la personne en fonction du problème
2. Concevoir et conduire un projet de soins infirmiers	Élaboration de projets de soins en relation avec les situations pathologiques Conduction de projets de soins avec des objectifs à court terme	Construction d'un projet de soin de manière collective, base d'un projet de soin quotidien Synthèse du travail collectif Conduction d'un projet de soins infirmier avec la position particulière de l'infirmier référent	Formulation des objectifs sur le long terme Réajustement des activités sur le long terme Développement de projets de retour à domicile Projets de restauration de l'image de soi	*Domicile* Mise en œuvre de projets de soins sur le moyen et long terme, « démarche de soin » en libéral Intégration de l'entourage dans le projet Utilisation des outils de transmission des structures de soins pour construire le projet de soins

Compétences	Stage de soins de courte durée	Stage de soins de santé mentale, psychiatrie	Stage de soins de longue durée, rééducation	Stage sur des lieux de vie
		Synthèse clinique, projet thérapeutique individualisé et personnalisé, notion de contrat de soin, notion de projet de vie Mise en œuvre et réajustement du projet infirmier en lien avec le projet thérapeutique		Conseils et orientation des familles pour le choix d'une structure plus adaptée à l'état d'une personne lors de l'aggravation de la dépendance de celle-ci *Milieu scolaire, entreprise* Évaluation des besoins/attentes spécifiques d'une population particulière. Mise en œuvre de projets souvent collectifs sur le moyen, long terme. Recherche de moyens et de ressources disponibles pour la mise en œuvre de ces projets.
3. Accompagner une personne dans la réalisation de ses soins quotidiens	Soins d'hygiène et confort Accompagnement de la personne et de sa famille lors d'une hospitalisation	Gestes de la vie, de la suppléance à la réhabilitation Activités d'hygiène, prise de repas dans une visée thérapeutique Mobilisation des ressources de la personne, (physiques, psychiques) Accompagnement au quotidien pour les soins d'hygiène Sollicitation, stimulation, éventuellement suppléance complète dans le cadre de la crise psychique, de la dépression grave et invalidante	Accompagnement et suppléance Aide aux actes à la vie quotidienne/prévention de la dénutrition Développement des soins corporels (toucher relationnel, shampoing, soins esthétiques,…) Maintien des liens sociaux Prévention des ankyloses et mauvaises postures Prévention des complications de l'alitement ou du séjour en fauteuil roulant	Adaptation de la prise en charge pour toute population, à tous les âges de la vie en fonction de leurs ressources Intégration de l'environnement familial dans les activités de soin Adaptation des soins avec les moyens matériels du lieu de vie dans des situations contraintes et variées Mise en œuvre de conditions de sécurité physique pour la mobilisation des personnes soignées (barres d'appui, suppression des tapis, infos relatives aux animaux domestiques…)

FIXER DES OBJECTIFS DE STAGE

Compétences	Stage de soins de courte durée	Stage de soins de santé mentale, psychiatrie	Stage de soins de longue durée, rééducation	Stage sur des lieux de vie
		Hygiène corporelle et hygiène du lieu de vie dans le cadre de soins de réhabilitation en hébergement thérapeutique ou lors de visites à domicile. Accompagnement pour les choix alimentaires qui peuvent aller jusqu'à un accompagnement matériel pour faire ses courses dans le cadre des soins de réhabilitation. Accompagnement pour des démarches sociales Accompagnement personnalisé pour des activités de loisirs, sportives, culturelles lors des soins de réhabilitation dans le cadre de l'hôpital de jour, de l'hébergement thérapeutique…		*Milieux scolaires, entreprises* Adaptation et/ou aménagement du milieu scolaire, ou du poste de travail en rapport avec des problèmes de santé ou un handicap ponctuellement ou sur le long terme
4. Mettre en œuvre des actions à visée diagnostique et thérapeutique	Proposition d'actions en partenariat avec le patient et sa famille et en collaboration avec l'équipe pluridisciplinaire (projet de soins et/ou projet de vie) Prise en charge de la douleur	Gestion de la crise psychique, agression Mise en œuvre de traitements sur la base de protocoles	Adaptation de la forme médicamenteuse aux profils des personnes Évaluation des risques de la prise de médicaments Prise en charge de personnes vulnérables Mise en place d'appareillages, de prothèses	Prescription infirmière (pilule du lendemain, vaccination grippe, dispositifs médicaux…) Réflexion sur la responsabilité, le secret professionnel… dans un contexte de soins à domicile Utilisation d'ordonnances médicales, protocoles d'urgence…

Compétences	Stage de soins de courte durée	Stage de soins de santé mentale, psychiatrie	Stage de soins de longue durée, rééducation	Stage sur des lieux de vie
	Prise en charge d'un patient en pré et post opératoire, adulte et enfant Préparation à la sortie Synthèse pour transfert Pose de perfusion Surveillance des paramètres vitaux Réfection de pansement Ablation de drain Ablation de matériel Injections Dispensation des médicaments	Prise en charge de l'agitation psychique et physique, de l'auto et hétéro-agressivité, repérage des signes, techniques d'apaisement, administration des thérapeutiques selon protocoles, surveillances Isolement, contentions, procédures institutionnelles Participation dans le cadre de l'équipe pluriprofessionnelle à l'utilisation des médiations thérapeutiques en individuel et/ou en groupe (thérapie cognitivo-comportementale, art-thérapie, thérapie psychocorporelle, thérapie familiale….) Injections intramusculaires (neuroleptiques application prolongée) Participation à des activités spécifiques électroconvulsivo-thérapie, packs… Animation de groupes de sociothérapies, de groupes occupationnels	Surveillance de l'observance médicamenteuse Suivi et surveillance des thérapeutiques Administration des médicaments	

FIXER DES OBJECTIFS DE STAGE

Compétences	Stage de soins de courte durée	Stage de soins de santé mentale, psychiatrie	Stage de soins de longue durée, rééducation	Stage sur des lieux de vie
5. Initier et mettre en œuvre des soins éducatifs et préventifs	Éducation thérapeutique Réalisation d'une démarche d'éducation thérapeutique avec le patient et/ou son entourage (famille) Utilisation de méthodes pédagogiques qui font preuve de créativité	Surveillance et observance de la médication (risques importants…) Éducation thérapeutique vis-à-vis du patient, de sa famille, de son environnement Accompagnement éducatif et préventif Participation et animation de groupe lors d'actions d'information, d'éducation à la santé, de dépistage Participation à des permanences d'écoute et de prévention Guidance parentale Information et recueil du consentement éclairé pour des soins spécifiques (ECT), pour des recherches	Accompagnement dans le processus de décision (décision tripartite : médicale, paramédicale, famille) Identification des besoins d'une personne âgée Apprentissage des auto soins Enseignement des moyens de prévention liés à l'immobilité Mise en place de moyens de prévention pour l'incontinence, la dénutrition, la constipation, la déshydratation, la fausse route, la chute… Mise en place d'ateliers intégrant des activités de mémoire, d'équilibre…	Éducation en santé publique et communautaire (contraception, prévention en addictologie, épidémie, pandémie, suicide, soins palliatifs, pathologie chronique : SIDA, hépatite, mucoviscidose, handicap…) Éducation aux auto soins (auto sondage,..) Éducation à l'utilisation de certains dispositifs médicaux (pompe à insuline, à morphine…)
6. Communiquer et conduire une relation dans un contexte de soins	Information du patient et des familles et recherche du consentement éclairé Accompagnement de l'annonce diagnostique Accompagnement fin de vie Transmissions	Prévention du suicide Conduite d'un entretien avec un patient en tenant compte de la psychopathologie (risque de déni, conflit) dans un contexte particulier d'obligation de soins Mise en œuvre la fonction de contenance psychique, présence, permanence, étayage/désétayage, règles et consignes, prévention de l'agressivité	Développement de la compétence verbale Accompagnement et gestion des problématiques relatives à la fin de vie (deuil…) Accompagnement des proches lors de la mise en place de mesures de protection (tutelle…) Accompagnement lors de refus de soins ou de déni	Animation de groupe *Domicile* Accompagnement du patient et de l'entourage (aidants naturels face à la fin de vie…) Accompagnement dans les phases de changement, d'aggravation Accompagnement à la prise de décision de mise en structure…

FIXER DES OBJECTIFS DE STAGE

Compétences	Stage de soins de courte durée	Stage de soins de santé mentale, psychiatrie	Stage de soins de longue durée, rééducation	Stage sur des lieux de vie
	Établissement d'une relation de confiance ou une relation d'aide avec le patient et l'entourage pour l'informer, l'accompagner ou l'éduquer	Adaptation de la distance relationnelle, recherche de l'alliance thérapeutique ou la compliance aux soins, information, negociation, recherche de consentement Acceptation et adaptation à un contexte de déni, de refus, de conflit Construction de la relation thérapeutique dans un contexte de soins sous contrainte Entretien de relation d'aide thérapeutique, gestion des attitudes et contre-attitudes, repérer les signes de transfert et contre transfert Entretien de relation d'aide auprès de l'entourage du patient	Mise en place de moyens de communication lors de déficiences sensorielles, cognitives Conduite d'entretien de soutien, d'aide, d'accompagnement	*Milieu scolaire, entreprise* Conduite d'entretien relatif à des confidences (maltraitance, addiction, souffrance au travail…) Accompagnement à la prise de décision de signalement Recherche d'interlocuteurs adaptés pour répondre aux besoins d'une situation, à une demande (notion de réseau de soin, mais aussi d'autres professionnels selon la situation)
7. Analyser la qualité des soins et améliorer sa pratique professionnelle	Gestion des risques Évaluation de la qualité des pratiques de soins	Participation au travail institutionnel groupal d'organisation et d'amélioration de la qualité des soins Participation à des réunions de régulations, d'analyse de la pratique	Présentation orale de données d'évaluation des projets de soins Évaluation de la prise en charge de la douleur Construction d'outils d'évaluation Élaboration de protocoles d'accompagnement ou d'éducation Réalisation de démarches éthiques	*Tous lieux :* Prévention des risques professionnels (accidents d'exposition au sang…) Actualisation des connaissances, professionnelles, réglementaires, et formation continue Conditions de stockage, de surveillance des péremptions, et d'utilisation des matériels Type de protocoles utilisés dans les lieux de vie (ex : lavage des mains)

FICHE-OUTIL N° 4

FIXER DES OBJECTIFS DE STAGE

Compétences	Stage de soins de courte durée	Stage de soins de santé mentale, psychiatrie	Stage de soins de longue durée, rééducation	Stage sur des lieux de vie
			Analyse et tenue des tableaux sur les incidents critiques (chutes…) Évaluation des contrats de soins (déambulation…) Évaluation des projets de vie Prévention des lombalgies du personnel	Nature et type d'infections « nosocomiales » dans ces lieux Modes de gestion des déchets *Milieu scolaire, entreprise* Évaluation des risques professionnels dans les situations de travail, scolaires Prévention des risques professionnels ; liens avec CHSCT pour l'entreprise Éthique et déontologie : confidentialité des informations recueillies Positionnement professionnel face à un environnement autre que médical
8. Rechercher et traiter des données professionnelles et scientifiques	Utilisation d'une démarche scientifique en vue d'améliorer la qualité des soins	Réunions de synthèse	Identification des diverses sources de données et de connaissances Rédaction de fiches de synthèse Conservation des données importantes	Utilisation d'écrits particuliers : fiches de liaison ou de transfert, transmissions, dossiers de soins, dossiers médicaux.
9. Organiser et coordonner des interventions soignantes	Utilisation des outils de planification et de transmission Répartition des actions mises en place par le projet de soins entre les acteurs	Utilisation de la filière de soin (CMP, hospitalisation, hôpital de jour, CATTP, réhabilitation, hébergement thérapeutique…) et des spécificités du dispositif de soin en psychiatrie et santé mentale	Coordination du traitement des informations - Transcription des données du ressenti du patient (émotions…) Travail en relation avec les ergothérapeutes et les kinésithérapeutes	Développement des capacités d'autonomie et de décision de l'infirmier Travail dans un contexte de pluridisciplinarité Prise en charge administrative (gestion d'un cabinet libéral par exemple)

Compétences	Stage de soins de courte durée	Stage de soins de santé mentale, psychiatrie	Stage de soins de longue durée, rééducation	Stage sur des lieux de vie
	Réajustement des activités en fonction des priorités Planification des actions et mise en œuvre des soins relevant du rôle propre et du rôle prescrit, dans les domaines : préventif, curatif, de rééducation, de réadaptation, palliatif, dans le respect des règles éthiques et déontologiques Rédaction des transmissions écrites pour assurer la continuité des soins dans le respect du secret professionnel	Coordination avec les réseaux de soin, partenariats dans la cité (aides à domicile, travailleurs sociaux, éducation, justice, institutions médico-sociales…)	Identification de la place et du rôle des bénévoles dans l'institution Identification du rôle du soignant référent du résident Planification des soins de rééducation Collaboration avec les rééducateurs pour la prise en charge des soins de la vie quotidienne	Développement du travail en réseaux (mélange d'autonomie et de collaboration avec médecins, SAMU, CRAM…) Recherche, identification et mobilisation de ressources et d'interlocuteurs adaptés pour répondre à une demande, aux besoins d'une situation Formalisation des partenariats et coordinations entre professionnels pour la prise en charge *Domicile* Connaissances relatives à la gestion administrative des dossiers, la prise en charge sociale (remboursement…)
10. Informer et former des professionnels et des personnes en formation	Encadrement	Évaluation de l'impact psychique sur les personnes en stages de la confrontation avec la maladie mentale	Développement de la notion de collaboration (AS, AMP, IDE) Accueil d'un nouveau soignant Identification des compétences des acteurs santé/sociaux Formation à la sécurité des patients et au bilan bénéfices/risques des moyens mis en place	Encadrement d'autres professionnels tels qu'auxiliaire de vie

FIXER DES OBJECTIFS DE STAGE

REPÈRES POUR FIXER DES OBJECTIFS DE STAGE

Les formateurs ont une connaissance exacte et à jour des ressources des lieux de stage :

- la liste des situations ou activités rencontrées dans le stage est connue ;
- les ressources d'encadrement de l'endroit du stage sont connues ;
- la position de l'étudiant concerné quant à ses acquisitions antérieures est connue ;
- la capacité de l'étudiant dans ses modes d'apprentissage est également connue.

Les objectifs de stage sont élaborés avec l'étudiant, ils seront :

- peu nombreux : mieux vaut l'atteinte précise de deux ou trois objectifs que des listes non atteignables ;
- personnalisés : la liste des critères et indicateurs de compétences du portfolio est déjà importante, les objectifs ne sont là que pour mettre l'accent sur des points précis ;
- clairs et concrets : l'étudiant doit voir clairement ce qu'il peut envisager de faire pour y parvenir ;
- susceptibles d'être atteints dans ce stage : et donc en lien avec la connaissance des activités et ressources du terrain ;
- mesurables : l'étudiant doit comprendre les liens entre la fixation des objectifs et l'évaluation inscrite dans le portfolio ;
- rattachés à l'acquisition des compétences : pour clarifier l'ensemble.

L'atteinte des objectifs est un point discuté au moment du bilan de fin de stage et lors des entretiens avec le formateur référent :

- l'atteinte des objectifs est mise en avant dans les moments d'évaluation ;
- l'atteinte des objectifs est valorisée et sert aussi à la motivation de l'étudiant ;
- une traçabilité en est faite dans le portfolio de l'étudiant.

INFORMER LES LIEUX DE STAGE

OBJECTIF DE LA FICHE-OUTIL

Donner des éléments aux formateurs pour informer les professionnels qui vont encadrer les étudiants des nouvelles modalités de mise en stage et d'évaluation des étudiants.

- Repérage des connaissances des professionnels de terrain sur le nouveau programme de formation.
- Formalisation des informations essentielles à apporter aux professionnels de terrain.
- Élaboration d'une stratégie d'information adaptée au contexte.

COMMENT UTILISER LA FICHE-OUTIL ?

Cette fiche-outil peut être utilisée par les formateurs pour informer les équipes et les personnes qui vont encadrer les stagiaires des nouvelles modalités de formation des étudiants et spécifiquement de la mise en stage.

Elle peut aussi être utilisée pour préparer des stratégies d'information en direction des professionnels chargés de l'encadrement des étudiants infirmiers, lors d'une réunion entre les formateurs de l'IFSI et les cadres de santé sur le terrain.

Dans un premier temps la fiche fait le point des informations connues de l'équipe et des personnes qui auront une mission d'encadrement des étudiants. Il se peut que des points aient besoin d'être clarifiés dès cette étape.

Puis la fiche se penche sur les informations minimales à rassembler pour informer les personnes des lieux de stage. Selon les lieux et les moments certaines informations devront être plus ou moins développées.

Enfin, elle propose quelques modalités d'organisation de cette information.

⚠ Les informations répertoriées dans cette fiche doivent être considérées comme premières et basiques, il convient de former davantage les professionnels qui auront un rôle de tuteur.

Ces éléments doivent être accompagnés d'une discussion avec les équipes de soins et de la présentation de documents qui restent dans l'équipe (référentiels, portfolio, livret scolaire…)

POINTS DE REPÈRE POUR IDENTIFIER LES CONNAISSANCES DÉJÀ ACQUISES PAR L'ÉQUIPE PROFESSIONNELLE

Par qui, et comment ont-ils été informés ?

- Dans l'équipe, qui est informé : le cadre, le médecin, les infirmiers, les autres personnels ?
- Y a-t-il eu une réflexion commune et discussion ou chacun s'est-il informé seul ?
- Y a-t-il eu une information de la structure, directeur de soins, cadre supérieur, directeur du personnel ?
- Y a-t-il eu des informations par les canaux associatifs ou syndicaux ?

De quelle information ont-ils bénéficié ?

- Quel était le contenu de l'information ?
- Qu'est ce que les personnes ont retenu ?
- Peuvent-ils en parler de façon simple et claire ?
- Quelle impression cela leur a-t-il laissé ?

Comment le rôle des professionnels a-t-il été développé lors de cette information ?

- Comment les professionnels se représentent-ils leur rôle ?
- Quels sont les aspects positifs qu'ils ont retenus ?
- Quels sont les aspects négatifs qu'ils voient ou les inquiétudes qu'ils ont ?

POINTS DE REPÈRE SUR LES INFORMATIONS À APPORTER *A MINIMA* À TOUTE PERSONNE OU ÉQUIPE QUI JOUERA UN RÔLE DANS L'ENCADREMENT DES ÉTUDIANTS

LE RÉFÉRENTIEL DE FORMATION

Pourquoi le changer ?

- Date de l'ancien programme.
- Avancée de la notion de compétence.
- Impact des nouveaux besoins de santé.
- Modification du métier.
- Évolution des méthodes pédagogiques.
- Mise en place du Répertoire national de la certification professionnelle (RNCP).
- Mise en place des accords de Bologne (LMD).

Principes de son élaboration et de sa mise en œuvre

- Écrit avec des professionnels lors de rencontre de groupes entre 2006 et 2009.
- Basé sur le référentiel des 10 compétences de l'infirmier.
- Vise l'acquisition progressive des compétences par l'étudiant.
- S'appuie sur une pédagogie d'analyse des situations professionnelles.
- Utilise les trois paliers de l'apprentissage : comprendre, agir, transférer.
- Donne de l'importance à la formation clinique acquise en stage (1/2 du temps, 1/3 des crédits).
- Permet aux étudiants d'acquérir un niveau de licence.

INFORMER LES LIEUX DE STAGE

LE RÔLE DES PROFESSIONNELS DANS LA FORMATION DES ÉTUDIANTS

Les formateurs de l'IFSI

- Ils organisent les contenus de formation selon le projet pédagogique et la progression prévue pour les étudiants.
- Ils font la liaison entre les différents intervenants de la formation.
- Ils guident la progression de l'étudiant dans l'acquisition des savoirs, (rôle plus spécifique du formateur de suivi pédagogique).
- Ils réalisent des enseignements à l'IFSI, (cours, travaux dirigés, travaux pratiques, analyse de situations professionnelles en relation avec les professionnels de terrain).
- Ils font le lien entre la formation à l'IFSI et les stages et peuvent proposer un encadrement des étudiants en stage (rôle plus spécifique du formateur de suivi des stages).
- Ils évaluent les travaux des étudiants, proposent l'attribution des crédits de formation, présentent les étudiants au jury d'attribution du diplôme d'État.

Les professionnels en stage

▶ Le maître de stage

- Le plus souvent cadre de santé, il assure la fonction de responsable de la mise à disposition des moyens pour l'encadrement des étudiants.

▶ Le tuteur

S'il n'existe pas de tuteur nommé, c'est le maître de stage qui assure la fonction.

- Il guide les étudiants pendant leur stage pour l'acquisition de leurs compétences.
- Il indique à l'étudiant les personnes et les moyens qui sont à sa disposition.
- Il s'informe auprès des professionnels sur le suivi de l'étudiant au quotidien.
- Il met l'étudiant en situation professionnelle, travaille avec lui et échange sur ses acquisitions.

INFORMER LES LIEUX DE STAGE

- Il prend l'initiative de moments de bilan avec l'étudiant pour le faire avancer.
- Il évalue l'étudiant en remplissant avec lui son portfolio.
- Il échange avec le formateur de l'IFSI sur le suivi de l'étudiant.

▶ Le professionnel de proximité

- Il guide et valorise les étudiants dans l'acquisition des éléments de compétences.
- Il entretient avec l'étudiant une relation pédagogique en nommant, expliquant, citant, montrant... ce qu'il voit, ce qu'il analyse, ce qu'il fait, ce qu'il évalue.
- Il accepte les questions et la confrontation en provenance de l'étudiant.
- Il apprécie les actions de l'étudiant et sa manière d'adopter un comportement professionnel.
- Il a des échanges avec le tuteur au sujet des étudiants qu'il encadre.

LES POINTS CLÉS DU STAGE

Durée des stages et place dans la formation

- La durée totale des stages : 60 semaines par étudiant (68 dans le programme de 1992).
- La durée des stages : plus courte en première année et plus longue en troisième année.
- La durée de chaque stage : 5 semaines en S1, 10 en S2, S3, S4, S5, et 15 semaines coupées en deux en S6.
- La valeur en crédits de formation : 60 crédits sur 180.

Objectifs des stages

- Mise en situation réelle de travail.
- Étude des situations professionnelles.
- Acquisition progressive des compétences.
- Intégration dans une équipe de travail.
- Développement d'une posture professionnelle.

Analyse de la pratique professionnelle

- Pendant le stage, les formateurs de l'IFSI peuvent faire revenir les étudiants afin de travailler sur des analyses de situation ou de pratiques professionnelles. Ceci est organisé avec les professionnels de terrain qui peuvent être appelés à participer.

L'ÉVALUATION EN STAGE

Les moments

- Des échanges comportant des appréciations sur les actions réalisées par l'étudiant se font quotidiennement.
- Des moments privilégiés d'évaluation doivent se prévoir deux à trois fois par stage de 10 semaines.
- Un moment plus formalisé se fait à la fin du stage avec écriture sur les outils d'évaluation.

Les outils

Le portfolio est l'outil de progression de l'étudiant, il comporte :

- une page où l'étudiant indique l'endroit de la formation où il se trouve ;
- une page où l'étudiant effectue une analyse de son activité en stage ;
- une page remplie par le tuteur faisant le bilan du stage de l'étudiant ;
- des pages où tuteur et étudiant inscrivent la progression de l'étudiant dans l'acquisition des compétences,
- des pages où tuteur et étudiant notent la validation des actes ou techniques de soins acquis.
- Le livret scolaire de l'étudiant est un document où sont reportées les notes et les validations de l'étudiant. Ce document reste à l'IFSI.

La validation

- La validation du stage est faite à l'IFSI sur la base de l'évaluation du tuteur.
- Les crédits de formation sont attribués par la commission d'attribution des crédits.

POINTS DE REPÈRE SUR LES MODALITÉS D'INFORMATION DES PROFESSIONNELS QUI VONT ENCADRER DES ÉTUDIANTS

LE FAIRE À PLUSIEURS NIVEAUX

- Une information globale sur un établissement peut se faire.
- Une information peut aussi se faire en début d'année en regroupant les professionnels de l'ensemble des terrains de stage.
- Mais dans les tous les cas, une information sur les lieux de chacun des stages doit aussi se faire.

Les formateurs doivent prendre le temps de se déplacer sur les terrains de stage, même le moment de cette rencontre peut s'étaler dans le temps.

La personnalisation de l'information est importante pour cibler les informations utiles et pour encourager la motivation des professionnels.

LAISSER DES TRACES

- Laisser sur place des documents.
- Donner des moyens pour rechercher de l'information en supplément.
- Donner des indications précises sur le nom des formateurs à contacter en cas de nécessité.

FIXER DES CRITÈRES DE RÉSULTAT ET DES ÉCHÉANCES

- Fixer ensemble quelques critères permettant de mesurer les résultats/encadrement.
- Fixer des délais pour faire un bilan et le tenir.
- Valoriser les personnes et les équipes, les remercier.

FICHE-OUTIL N° 6

BILAN DE STAGE : COMMENT ÉVALUER LES COMPÉTENCES ACQUISES

OBJECTIF DE LA FICHE-OUTIL

Expliquer comment renseigner le tableau « Acquisition des compétences » dans le portfolio.

COMMENT UTILISER LA FICHE-OUTIL ?

Cette fiche-outil peut être utilisée :

- par les tuteurs ou maîtres de stage pour évaluer les compétences acquises par les étudiants et remplir le tableau du portfolio ;
- par les formateurs IFSI pour accompagner les tuteurs ou maîtres de stage.

LE MODE D'EMPLOI DE L'ÉVALUATION DES COMPÉTENCES

QUAND ?

À la fin du stage, il s'agit de faire le bilan des acquis du stage.

AVEC QUI ?

Il est souhaitable que l'étudiant participe à ce bilan, et le cas échéant d'autres professionnels du service ayant travaillé avec l'étudiant.

Un entretien formateur – étudiant – encadrant terrain est également possible, notamment en cas de difficultés rencontrées.

COMMENT PRÉPARER CE BILAN DE STAGE ?

Avant l'entretien :

- demander à l'étudiant de renseigner la page « Analyse de pratique » ;
- interroger les professionnels ayant travaillé directement avec l'étudiant s'ils ne participent pas à l'entretien.

POINT DE DÉPART : LES ACTIVITÉS EFFECTIVEMENT RÉALISÉES PAR L'ÉTUDIANT

À partir des éléments suivants (partir des faits et non des impressions).

La feuille du portfolio renseignée par l'étudiant

- Quelles activités l'étudiant a-t-il réalisées ?
- Quelles situations décrit-il ?
- A-t-il une démarche d'analyse des situations rencontrées ?

Le questionnement de l'étudiant

- Quelles activités avez-vous réalisées dans ce stage ? Lesquelles avez-vous réalisées en autonomie ?
- Qu'est-ce qui vous a marqué au cours du stage ? Pourquoi ?
- Qu'avez-vous appris à travers ces expériences ?
- Qu'est-ce qui a été difficile ? Pourquoi ?

BILAN DE STAGE : COMMENT ÉVALUER LES COMPÉTENCES ACQUISES

Le questionnement des professionnels ayant travaillé avec l'étudiant sur le terrain

- Quelles activités l'étudiant a-t-il pu réaliser avec encadrement ? En autonomie ?
- Qu'a-t-il bien réussi ? Quelles difficultés a-t-il rencontrées ?
- Avez-vous échangé sur les situations rencontrées ? Les avez-vous analysées ensemble ? L'étudiant a-t-il recherché des informations ? Quels éléments a-t-il pu en tirer ?

Comment remplir le tableau ?

Pour les stages de la première année

Démarrer par la **compétence 3** : échanger sur les activités réalisées et les situations rencontrées en posant quelques questions permettant d'identifier si l'étudiant a répondu aux critères à partir de quelques exemples : *quels étaient les besoins ou les souhaits de la personne ? Comment avez-vous adapté vos activités ? Qu'est-ce qui vous a semblé important pour respecter la pudeur ? Avez-vous eu des informations sur les risques liés à la situation ?* Des questions semblables peuvent être posées au tuteur : *comment l'étudiant a adapté ses activités à la personne ? A-t-il respecté les règles d'hygiène ?*

Sur les **compétences 4, 5 ou 6**, des premiers éléments ont pu être abordés.

Il peut être pertinent de poser des questions sur la **compétence 6** : *quelles situations de communication ont été rencontrées ? Comment l'étudiant les a-t-il abordées ? A-t-il analysé la situation ?*

Sur les **compétences 4 et 5**, l'entrée est plutôt sur les activités réalisées.

Pour les stages de la deuxième année

Démarrer par la **compétence 4 ou la compétence 5** en fonction du lieu de stage et traiter également la **compétence 3** si celle-ci n'a pas été finalisée dans la première année.

BILAN DE STAGE : COMMENT ÉVALUER LES COMPÉTENCES ACQUISES

Échanger sur les activités réalisées et les situations rencontrées en posant quelques questions permettant d'identifier si l'étudiant a répondu aux critères à partir de quelques exemples : *Comment avez-vous mis en œuvre cette activité ? À quoi avez-vous fait le plus attention ? Pourquoi ? Qu'avez-vous surveillé ? Pourquoi ? Avez-vous eu des informations sur les risques liés à la situation ? Avez-vous recherché ces informations ? Avez-vous restitué des informations après l'activité ?* Des questions semblables peuvent être posées au tuteur : *l'étudiant a-t-il recherché les bonnes informations ? A-t-il correctement calculé les doses ? A-t-il correctement assuré la traçabilité ?*

La **compétence 6** peut être abordée assez rapidement : *quelles situations de communication ont été rencontrées ? Comment l'étudiant les a-t-il abordées ? A-t-il analysé la situation ? Comment a-t-il communiqué ?*

La **compétence 2** est abordée en approfondissant les situations pour lesquelles l'étudiant a pu travailler sur le projet de soins avec l'équipe soignante : *quelle était la situation ? Quel était le projet de soin ? Pourquoi ces éléments dans le projet ? Comment avez-vous fait participer la personne soignée ? Comment ce projet a-t-il été mené dans la durée ?*

La **compétence 9** peut être abordée en fin d'échange à partir de l'ensemble des situations évoquées ou des activités réalisées : *quels différents acteurs sont intervenus ? Quelles informations avez-vous transmises ? À qui ? Quel lien entre les différentes interventions ? Avez-vous pu coordonner des activités ?*

Pour les stages de la troisième année

Les compétences abordées en deuxième année, mais sans doute non finalisées, sont à approfondir, notamment sur les points à améliorer.

La **compétence 1**, sans doute déjà abordée précédemment, est centrale. Il s'agit d'analyser différentes situations rencontrées ou de vérifier qu'elles ont été analysées avec le tuteur : *dans cette situation, quelles informations ont été recueillies par l'étudiant ? Pourquoi ?*

Pour cette compétence, les questions posées à l'étudiant sont particulièrement importantes car il doit avoir mené par lui-même une démarche d'analyse et de diagnostic : *dans telle situation, expliquez comment vous avez raisonné et à quelles conclusions vous avez abouti.*

La **compétence 2** est à approfondir en lien avec la compétence 1 : les mêmes situations ont pu donner lieu à évaluation et élaboration d'un projet de soin.

Les **compétences 7 et 8** sont à aborder en relation avec un travail précis réalisé par l'étudiant, que ce soit pour son mémoire ou sur un autre axe dans le cadre de son stage.

COMMENT MENER L'ENTRETIEN ?

Accueil

Rappeler l'objectif de l'entretien et mettre l'étudiant à l'aise : il s'agit de faire le point sur les acquis et de bien comprendre ce que l'étudiant a pu réaliser dans son stage.

Démarrer par quelques questions ouvertes pour avoir une vision globale de la manière dont l'étudiant a vécu son stage et pour le mettre à l'aise.

Déroulement de l'entretien

Les questions sur les compétences sont à adapter en fonction de l'étudiant et du lieu de stage.

Il s'agit de poser des questions pour bien comprendre comment l'étudiant a agi et pourquoi : questions du formateur à l'encadrant terrain, questions de l'encadrant terrain et du formateur à l'étudiant, etc.

Quand on a tous les éléments, on propose un « arrêt sur image » pour une compétence donnée : discussion sur les différents éléments de la compétence, sont-ils non acquis, acquis ou à améliorer (cocher les cases).

C'est l'encadrant terrain qui décide mais il est important de prendre en compte l'avis de l'étudiant.

Au-delà du fait de cocher les cases, il est important de **formuler clairement à l'étudiant ce qui a été bien fait et ce qui est à améliorer.**

BILAN DE STAGE : COMMENT ÉVALUER LES COMPÉTENCES ACQUISES

Conclusion

Faire une synthèse de ce qui est acquis en valorisant la progression de l'étudiant.
Souligner également les points sur lesquels l'étudiant doit progresser et faire des efforts.
Dégager éventuellement des objectifs pour les prochains stages.
Conclure en donnant un sens à l'entretien et aux prochaines étapes.

FICHE-OUTIL N° 7

PRÉPARATION D'UNE INTERVENTION LORS D'UNE UNITÉ D'ENSEIGNEMENT

OBJECTIF DE LA FICHE-OUTIL

Donner des éléments aux formateurs pour négocier avec les intervenants en formation les modalités de leur intervention.

- Attribution des responsabilités dans la mise en place des UE et dans l'enseignement des contenus, ciblage des interventions.
- Repérage des éléments de contextualisation de cette UE et des contenus des interventions dans le semestre et dans la compétence.
- Information des enseignants chargés des interventions et formalisation des modalités d'organisation pédagogique.
- Mise en place de l'évaluation des modalités pédagogiques.

COMMENT UTILISER LA FICHE-OUTIL ?

À partir des éléments déjà fixés par le cadre général (place des UE dans les semestres, objectifs et contenus des UE inscrits dans le référentiel de formation, modalités et critères d'évaluation exigés), trouver les points de repères qui aideront les intervenants à répondre au mieux des besoins des étudiants.

⚠ Une définition précise de ce que l'Institut nomme « intervenant extérieur » doit être faite en amont. En effet, un formateur permanent de l'IFSI peut intervenir dans une UE alors que celle-ci est sous la responsabilité d'un autre formateur.

Les intervenants ne sont pas tous dans des situations identiques : certains interviennent sur des durées longues, d'autres non. Certains interviennent à plusieurs endroits et depuis longtemps, d'autres non. Il faut considérer cette fiche comme une aide de cadrage.

LES DIFFÉRENTES ÉTAPES POUR PRÉPARER LES INTERVENTIONS LORS DES UNITÉS D'ENSEIGNEMENT

ORGANISER LA RÉPARTITION DES ACTIVITÉS ET DES RESPONSABILITÉS AU SEIN DE L'ÉQUIPE PÉDAGOGIQUE

Cette répartition du travail dans l'équipe doit être repensée à la lecture des principes pédagogiques et de l'organisation de ce nouveau programme. Les changements peuvent prendre du temps, mais les questions doivent être posées :

- pour suivre la progression des étudiants, faut-il un responsable pédagogique des étudiants sur les trois ans ?
- faut-il un formateur qui suive plus précisément les enseignements d'un semestre, d'une année, ou d'une compétence ?
- y aura-t-il un « responsable pédagogique de l'UE » plus précisément ? Si oui, pourra-t-il être un intervenant externe ou non ?
- qui seront les formateurs chargés des relations avec les intervenants ?
- quelles modalités de rencontres sont prévues avec les intervenants, en amont ou en aval de leurs interventions ?

CIBLER LA PART DES INTERVENANTS EXTERNES ET DES INTERVENTIONS FAITES PAR LES FORMATEURS DE L'IFSI

Il est important de savoir dans chaque UE quelle part sera celle des intervenants extérieurs aux formateurs de l'IFSI.

Bilan des compétences des formateurs de l'IFSI

S'il n'a pas été fait, ce bilan s'impose afin de clarifier la part réalisable « en interne ».

Ce bilan est à revoir chaque année, mais il ne bouge qu'en fonction : de la mobilité des formateurs, de leur acquisition de compétences, ou de la modification de la demande, c'est-à-dire des enseignements à réaliser.

PRÉPARATION D'UNE INTERVENTION LORS D'UNE UNITÉ D'ENSEIGNEMENT

Attention : la participation à une formation ou l'acquisition d'un diplôme ne donne pas d'emblée compétence pour un enseignement sur le même sujet pour des étudiants infirmiers.

Connaissance des ressources locales en compétences

Selon les types d'enseignement, il faudra faire appel à des enseignants compétents. Les relations de partenariat avec les universités devraient permettre de constituer ou d'améliorer un vivier d'intervenants dont l'enseignement est adapté.

Tout enseignement doit faire l'objet d'une évaluation, et aucun enseignant ne peut y échapper. C'est une information à donner à toutes les personnes qui souhaitent enseigner en IFSI.

Les IFSI éloignées des universités doivent envisager la mise en place de moyens adaptés, comme des enseignements par visioconférence, e-learning, etc.

Connaissances des enveloppes financières

La connaissance des moyens est à mettre en relation avec la recherche de compétences.

Un travail sur les sommes à dégager et les parts à consacrer aux différents types d'enseignements s'impose.

Il faut à la fois penser le court et le long terme et avoir une vision globale sur l'ensemble de l'institution. C'est le rôle du directeur de l'IFSI de fixer des pourcentages ou des fourchettes dans ce domaine.

REPÉRER LES DONNÉES À PRENDRE EN COMPTE POUR INFORMER LES INTERVENANTS

Ce repérage est souvent déjà fait ; néanmoins le nouveau programme demande d'en revoir les éléments.

PRÉPARATION D'UNE INTERVENTION LORS D'UNE UNITÉ D'ENSEIGNEMENT

Des éléments de connaissance des étudiants

Caractéristiques du groupe, attentes des étudiants si elles sont connues, événements importants en relation, etc.

Place de l'intervention dans l'UE et dans le cursus de formation

C'est l'essentiel.

La part des interventions et donc des intervenants peut être très différente d'une UE à l'autre. Par exemple, un enseignant en épidémiologie ne peut venir que quelques heures apprendre des outils, et un enseignant sur les processus pathologiques être responsable d'un temps beaucoup plus long. Il est donc important de bien déterminer, lors des discussions en équipe pédagogique, la place souhaitée de chacun des intervenants dans le cursus.

Dans tous les cas, l'intervenant doit savoir à quoi va servir son enseignement pour l'étudiant, et comment cet enseignement sera valorisé, réutilisé, repris par les formateurs

Des éléments d'information sont donnés à l'intervenant :

- quelles situations professionnelles, quelles pathologies, quels problèmes de santé seront étudiés ce semestre dans l'unité d'intégration située après l'intervention ?
- quelles données sont attendues qui pourront être utilisés lors de l'étude des situations dans l'unité d'intégration ?
- par rapport aux objectifs globaux de l'UE, quelle part cette intervention a-t-elle ?
- quel est le niveau attendu de savoir et de savoir-faire des étudiants après l'intervention ?

L'intervenant reçoit des documents en amont de l'intervention : référentiel de formation, UE en relation avec son enseignement, etc.

Place de l'intervention dans l'évaluation de l'UE

- L'intervenant doit participer à l'évaluation des acquis des étudiants en ce qui concerne son intervention.
- Si celle-ci n'est qu'une part de l'UE, quelle place l'intervention a-t-elle dans l'évaluation de l'UE ?

FICHE-OUTIL N° 7

PRÉPARATION D'UNE INTERVENTION LORS D'UNE UNITÉ D'ENSEIGNEMENT

- S'il existe plusieurs intervenants pour une même UE, comment est prévue la part de chacun dans l'évaluation ?
- A contrario si l'intervenant vient pour une UE entière ou pour plusieurs interventions dans plusieurs UE, comment l'évaluation est-elle pensée ?
- Le temps de l'évaluation fait partie de la charge de travail de l'étudiant, il est donc compté dans les crédits de formation.

NÉGOCIER LES MODALITÉS DE L'INTERVENTION

- Au regard des informations, des échanges se font entre le formateur responsable de l'UE ou de la séquence de formation et l'intervenant.
- Les modalités pédagogiques de l'intervention sont abordées.
- Le coût de l'intervention est également abordé.
- Lors une première intervention dans la structure, la présence d'un formateur peut permettre d'une part de mieux intégrer l'enseignement dans la suite de la formation, et d'autre part de vérifier la qualité pédagogique de l'enseignant. Cette présence ne se justifie plus ensuite.

PRÉVOIR LES MODALITÉS D'ÉVALUATION DES ENSEIGNEMENTS ET DES ENSEIGNANTS

- Des critères doivent être posés dès le départ pour évaluer l'enseignement des intervenants.
- Ces critères sont simples, connus avant l'intervention, et mis en œuvre de suite ou à moyen terme.
- Les résultats sont communiqués aux intervenants.
- La traçabilité des évaluations est gardée de manière synthétique.
- Les intervenants sont repositionnés dans la liste des intervenants en fonction des résultats des évaluations.

FICHE-OUTIL N° 8

LIVRET D'ACCUEIL ET D'ENCADREMENT EN STAGE

OBJECTIF DE LA FICHE-OUTIL

Donner quelques éléments clés du contenu d'un livret d'accueil en stage pour des étudiants infirmiers.

COMMENT UTILISER LA FICHE-OUTIL ?

Cette fiche-outil est plus un rappel des éléments indispensables d'un livret d'accueil, sachant que la grande qualité de celui-ci sera d'être lu. Il doit donc être simple et court et viser surtout à donner de l'autonomie à l'étudiant.

⚠
- Ne pas en écrire trop, croyant bien faire ;
- Ne pas oublier l'essentiel : des points de repères dans l'espace, le temps et au niveau des personnes ;
- Ne pas faire de littérature, ni de poésie, ce n'est pas l'endroit ;
- Penser aux noms, fonctions et téléphone, surtout si les personnes ont un rapport avec l'étudiant (cadre, tuteur, maître de stage, etc.).

LES ÉLÉMENTS DU LIVRET

LA PRÉSENTATION DU LIEU

- La structure : nom, adresse précise, plan éventuellement, téléphone.
- L'unité, le service, le cabinet, etc. : nom, lieu, missions.
- Les personnes : nom des responsables, rôles, et numéros de téléphones.

Fiche-Outil N° 8

LIVRET D'ACCUEIL ET D'ENCADREMENT EN STAGE

Les missions de l'institution, du service, du lieu

- Un rapide panorama des missions, du type de personnes soignées, de quelques éléments de compréhension statistiques (durée de séjour, nombre d'interventions, etc.)
- Les principes et impératifs du lieu (par exemple les conditions strictes d'arrivée dans un bloc opératoire, etc.)
- Le matériel utilisé et son rangement : peut être utile pour certains types de services.

Les conditions pratiques

Ce sont des éléments essentiels, sachant que l'étudiant trouvera vite ensuite le moyen d'aller au-delà de ce qui lui sera ici proposé.

- L'accueil le premier jour : par qui, où, faut-il apporter des documents, lesquels, etc.
- Les horaires de travail de l'équipe et de l'étudiant.
- Les conditions de repas.
- Les conditions de tenue.
- Les obligations spécifiques du lieu (hygiène, vie en commun, etc.)
- Les ressources du lieu ou d'autres lieux proches utilisables par l'étudiant.

Les objectifs susceptibles d'être atteints dans ce lieu

Voilà sans doute la partie la plus originale et sans doute plus mobile de ce document. C'est pourquoi elle peut être traitée à part, si le choix de faire un document un peu pérenne est fait pour les autres informations.

Cette partie est structurée de manière pédagogique par l'équipe (voir fiche outil « fixation des objectifs »).

FICHE-OUTIL N° 8

LES CONDITIONS D'ENCADREMENT ET D'ÉVALUATION DU STAGE

- Le nom du tuteur, du maître de stage, leur rôle, comment les joindre.
- Les professionnels de proximité qui vont encadrer, qui, pourquoi faire, leur rôle dans l'encadrement.
- La fixation des bilans pendant le parcours de stage.
- Quelques recommandations éventuelles sur ces modalités.
- Les relations avec l'IFSI, quelques éléments éventuellement.

470716 – (II) – (2) – osb100 - Cy

Elsevier Masson S.A.S
62, rue Camille-Desmoulins, 92442 Issy-les-Moulineaux Cedex
Dépôt Légal : juin 2010

Photocomposition : Nord Compo

Achevé d'imprimer en juin 2010
par Normandie Roto Impression S.A.S.
61250 Lonrai
N° imprimeur : 101859

Imprimé en France